Claire Haldenwang

L'art-thérapie au service des malades

Claire Haldenwang

L'art-thérapie au service des malades

Plaisir esthétique et création artistique : l'harmonie d'une thérapie

Presses Académiques Francophones

Impressum / Mentions légales

Bibliografische Information der Deutschen Nationalbibliothek: Die Deutsche Nationalbibliothek verzeichnet diese Publikation in der Deutschen Nationalbibliografie; detaillierte bibliografische Daten sind im Internet über http://dnb.d-nb.de abrufbar.
Alle in diesem Buch genannten Marken und Produktnamen unterliegen warenzeichen-, marken- oder patentrechtlichem Schutz bzw. sind Warenzeichen oder eingetragene Warenzeichen der jeweiligen Inhaber. Die Wiedergabe von Marken, Produktnamen, Gebrauchsnamen, Handelsnamen, Warenbezeichnungen u.s.w. in diesem Werk berechtigt auch ohne besondere Kennzeichnung nicht zu der Annahme, dass solche Namen im Sinne der Warenzeichen- und Markenschutzgesetzgebung als frei zu betrachten wären und daher von jedermann benutzt werden dürften.

Information bibliographique publiée par la Deutsche Nationalbibliothek: La Deutsche Nationalbibliothek inscrit cette publication à la Deutsche Nationalbibliografie; des données bibliographiques détaillées sont disponibles sur internet à l'adresse http://dnb.d-nb.de.
Toutes marques et noms de produits mentionnés dans ce livre demeurent sous la protection des marques, des marques déposées et des brevets, et sont des marques ou des marques déposées de leurs détenteurs respectifs. L'utilisation des marques, noms de produits, noms communs, noms commerciaux, descriptions de produits, etc, même sans qu'ils soient mentionnés de façon particulière dans ce livre ne signifie en aucune façon que ces noms peuvent être utilisés sans restriction à l'égard de la législation pour la protection des marques et des marques déposées et pourraient donc être utilisés par quiconque.

Coverbild / Photo de couverture: www.ingimage.com

Verlag / Editeur:
Presses Académiques Francophones
ist ein Imprint der / est une marque déposée de
OmniScriptum GmbH & Co. KG
Heinrich-Böcking-Str. 6-8, 66121 Saarbrücken, Deutschland / Allemagne
Email: info@presses-academiques.com

Herstellung: siehe letzte Seite /
Impression: voir la dernière page
ISBN: 978-3-8416-2408-6

Copyright / Droit d'auteur © 2013 OmniScriptum GmbH & Co. KG
Alle Rechte vorbehalten. / Tous droits réservés. Saarbrücken 2013

SOMMAIRE

Introduction

CHAPITRE I :
ART ET NEUROSCIENCE

Chapitre II :
Qu'est-ce que l'art-thérapie ?

CHAPITRE III :
APPLICATION DE L'ART-THÉRAPIE
À DE MULTIPLES PATHOLOGIES

Conclusion

BIBLIOGRAPHIE

GLOSSAIRE

ANNEXES

Introduction

Pourquoi les liens entre l'art et la médecine sont anciens, alors que tout semble les opposer ? Ils ont parcouru des siècles main dans la main en particulier dans le domaine psychiatrique. Mais pendant tous ces siècles, leur relation s'est résumée à l'observation de la médecine envers les « fous », n'envisageant pas de bénéfices thérapeutiques.

Par la suite, avec la découverte des neuroleptiques, et de nombreux autres psychotropes, les patients se sont engagés plus spontanément dans une activité artistique. Ainsi une autre main est tendue aux malades, celle de la pharmacologie, pour rendre plus accessible la démarche artistique. En effet, après un traitement chimiothérapeutique, les patients sont plus enclins à une approche artistique, leurs symptômes majeurs se dissipant en partie grâce à l'usage des médicaments.

Nous assistons aujourd'hui à une implication de plus en plus forte de l'art dans les processus de soin et plus seulement dans le domaine qui lui était traditionnellement dévolu (psychiatrie, gériatrie).

L'art enclenche un processus neurobiologique qui procure un sentiment de plaisir. Une interrogation sur les mécanismes biologiques de notre cerveau, nous permet de mieux comprendre les bénéfices de l'art afin d'améliorer l'équilibre mental d'un malade.

La première partie ne peut prétendre à décrire dans toute leur complexité les liens qui existent dans le psychisme entre les émotions, le plaisir que procure l'art et sa répercussion sur le cerveau. Cette première approche superficielle permet cependant d'entrevoir les bienfaits de l'art au profit de la santé psychique.

Dans la deuxième partie, nous tenterons de comprendre les fondements de cette discipline contemporaine en commençant par un aperçu historique balayant au cours des siècles derniers le parcours des arts et de la psychiatrie. L'évolution étant marquée chronologiquement par la curiosité, l'outil diagnostique et enfin la médiation thérapeutique.

En s'imprégnant de l'environnement que constitue l'art-thérapie, les méthodes de travail, la place qu'elle occupe dans les traitements, le rôle de l'art-thérapeute, nous essayerons d'appréhender le pourquoi de cette investigation dans un protocole de soin.

Enfin, dans la troisième et dernière partie, nous évoquerons les applications de cette thérapie particulière à des maladies mentales, des démences, des sujets victimes de lésions cérébrales, des maladies somatiques graves en phase terminale, au handicap mental et pour finir au comportement délinquant et violent. Grâce aux témoignages de mémoires réalisés dans le cadre de l'obtention du Diplôme Universitaire d'art-thérapie, des exemples divers et variés font vivre la théorie que nous avons exposée dans la deuxième partie.

CHAPITRE I
ART ET NEUROSCIENCE

I. APPROCHE SUR LE FONCTIONNEMENT DE LA MICRO-STRUCTURE NEURALE

1. L'avis d'un neurobiologiste

Professeur au collège de France, membre de l'Académie des sciences, Jean-Pierre Changeux dirige le Laboratoire de neurobiologie moléculaire de l'institut Pasteur. Rien ne prédisposait J.-P. Changeux à s'intéresser à l'art, sauf peut-être en tant que loisirs en marge d'une activité professionnelle. Neurobiologiste, il a été amené à s'interroger sur ses propres fonctions cérébrales, des effets de l'art sur son état mental lorsqu'il se situe en amateur d'art.

Une scission entre les connaissances sur le fonctionnement du cerveau et les sciences de l'homme et des sociétés ont toujours existé, ces deux entités restant indépendantes l'une de l'autre, évoluant en parallèle. Mais grâce à l'acquisition de nombreuses techniques d'exploration, le lien a pu s'établir et la représentation du cerveau n'est plus si obscure, n'est plus reléguée au rang d'une « commode boite noire ».

Les mystères du cerveau s'amenuisent, l'apport de la biologie moléculaire, de la chimie, des quarante neuromédiateurs qui participent à cette signalisation chimique, expliquent nos comportements, nos réactions, nos émotions. La recherche sur les drogues actives sur le système nerveux a pris un tour nouveau avec l'identification des récepteurs de neuromédiateurs, dont la fonction est à la fois de reconnaître ce médiateur mais aussi de le traduire en signal électrique.

2. Les principes de neurotransmissions

Depuis 1960, l'arrivée de nouveaux médicaments antipsychotiques, antidépresseurs et stabilisateurs de l'humeur a un impact considérable dans la pratique de la psychiatrie. De plus, depuis 1990, la thérapie génique a permis le grand essor de la pharmacologie moderne.

Pour comprendre l'action des médicaments sur le cerveau, de saisir l'impact des maladies sur le système nerveux central, la psychopharmacologie s'est intéressée à la neurotransmission chimique.

Nous savons que le système nerveux central (SNC) est constitué de cellules parti-culières appelées neurones, et que la neurotransmission chimique s'effectue au niveau des synapses, zone de connexion des neurones. Les neurones envoient des impulsions électriques au sein de leur cellule sans transmettre ces impulsions aux neurones voi-sins. En effet la communication interneuronale s'effectue par l'intermédiaire de messa-ger chimique appelé neurotransmetteur*. On connaît à l'heure actuelle plusieurs dou-zaines de neurotransmetteurs, les neurotransmetteurs classiques sont les amines mais ces amines en s'organisant en chaînes forment des peptides dénommés spécifiquement neuropeptides.

Cette vision de la neurotransmission chimique est très simplifiée. Il n'existe pas un neuromédiateur par neurone, mais au contraire plusieurs d'entre eux peuvent coexister dans un même neurone, accroissant de ce fait «la palette de signaux» dont la cel-lule nerveuse dispose dans ces communications. Les communications cérébrales sont très diversifiées et la connaissance progressive de ces différentes fonctions permet de mieux cibler les traitements pharmacologiques pour la douleur, l'angoisse, la maladie mentale… **(Annexe 1 ; fig.1, fig.2)**

3. *La relation entre la microstructure neurale et les fonctions nerveuses supérieures : Les processus parallèles distribués (PPD)*

«Comment se fait-il que les neurones individuels, dont la monnaie d'échange est faite d'impulsions électriques et de jets de neurotransmetteurs, puissent générer des

comportements si phénoménalement complexes que, jusqu'à présent nous ne considé-
rons pas comme pouvant être le fruit de la simple biologie, mais uniquement le reflet
de quelque chose mystérieuse et transcendante que l'on dénommait « esprit » ? C'est
une question complexe que se pose un groupe de scientifiques (Nadeau, Ferguson,
Valenstein, Vierck, Petruska, Streit, Ritz) dans leur ouvrage « Neurosciences médicales ».

Tous les moyens sont mis en œuvre, aussi bien théoriques qu'expérimentaux,
pour décrire les mécanismes du cerveau, pour créer une articulation entre le neural et
le psychique. *« Quel processus « met ensemble » ces groupes de neurones, quel est le*
mécanisme de « liage » qui les réunit ? ». Voici les questions que se pose J.-P. Changeux
lorsqu'il tente d'éclaircir les méandres de la neuropsychologie.

Les scientifiques ne possèdent pas de réponses précises à ces questions mais une
discipline encore jeune, connue sous le terme de « connexionnisme », qui a trait *aux*
processus parallèles distribués (PPD) nous fourni des évolutions sur ce thème.

Le réseau PPD, le cerveau assimilé à un ordinateur

Ce réseau interactif des neurones, peut faire de forte prédiction sur les fonctions
cérébrales supérieures. Ces prédictions ont été confirmées par des études sur des sujets
normaux ou souffrant de lésions cérébrales. (**Annexe 2 ; fig. 3**)

À gauche, c'est une entrée d'information en provenance de l'extérieur du réseau,
a droite, c'est une sortie d'information. Chaque unité, assimilé à un neurone, fonctionne comme un microprocesseur individuel, mais chaque unité est connectée avec
toutes les autres formant un « réseau auto-associatif ». Afin de réaliser des simulations
de la fonction cérébrale, des réseaux ressemblant au cerveau humain ont été élaborés.
Des ordinateurs comportant jusqu'à quelques milliers d'unités sont programmés et per

mettent de tester les capacités des réseaux et les hypothèses de base que l'on introduit pour les comparer aux comportements humains réels.

Les unités agissent en parallèle et simultanément. L'information est stockée dans des forces ou poids des connexions, en réalité le réseau ne transfère pas l'information d'un lieu à un autre, mais au contraire les forces fluctuent d'unité en unité jusqu'à arriver à un état d'équilibre avec lequel le réseau peut se stabiliser.

Le cerveau est un système extrêmement complexe, aussi bien dans son développement que dans sa fonction. Tout le monde démarre sa vie avec un «cerveau standard», plus précisément avec un patron de connexions nerveuses déterminé génétiquement.

Mais ce réseau originel est énormément transformé au cours de notre vie par les changements constants des poids de connexions synaptiques. Ces changements sont guidés à la fois par des facteurs génétiques et par l'expérience. C'est un système auto-organisé, lorsqu'un ordre émerge, il le fait à partir des réponses adaptatives constituées des 100 milliards de neurones individuels et de leurs synapses à leur environnement neural immédiat, sans oublier l'influence de l'environnement sensoriel, végétatif et hormonal.

Ceci est juste une ébauche dans la compréhension du fonctionnement du cerveau, elle permet simplement de tenter de faire le lien entre une unité structurale et l'ensemble d'un système organisé.

II. L'ART OU L'ÉMOTION QU'IL PROCURE

Antonio Damasio affirme que les émotions humaines ne se résument pas aux plaisirs du sexe ou à la peur des serpents, mais provient aussi du bonheur à écouter de la musique, à contempler une œuvre d'art.

Il fonde sa théorie sur l'histoire évolutive qui nous a mené au sommet de la hiérarchie des émotions. Ces réponses émotionnelles sont le produit d'une longue série d'ajustements qui ont eu lieu au cours de l'évolution.

Selon Derek Denton, il existe une vaste hiérarchie entre les différents types d'émotions. Il distingue le premier degré avec les émotions « primordiales » qui sous-tendent les instincts des systèmes végétatifs, du sommet qui provoque des états émotionnels provoqués par l'esthétisme.

1. Les premières approches neuroanatomiques

Les premières représentations du cerveau qui nous soient parvenus, datent de l'époque médiévale. Ce ne sont pas des reproductions fidèles de l'anatomie, il s'agit plutôt de schémas, illustrant une conception théorique des relations entre « les facultés de l'âme » et l'encéphale.

Au XIXᵉ siècle, les phrénologues pensaient que les différentes proéminences de la tête d'un sujet étaient associées à des aspects de sa personnalité : une aire de l'orgueil, de l'amour, du langage. Bien que maintenant peu crédible, la phrénologie* a eu le mérite de populariser l'idée que différentes régions du cerveau peuvent être impliquées dans diverses fonctions et actions. (**Annexe 2 ; fig. 4**)

Paul Broca, en 1861, trouve un lien causal entre la production d'un langage parlé et un domaine anatomiquement défini du cerveau, qu'on nommera désormais « aire de Broca ».

2. Des lésions du cerveau affectent les émotions

De nombreuses études ont exploré les mécanismes cérébraux de l'émotion, en étudiant les effets de la destruction de régions cérébrales sur le comportement. Ces études comprennent des investigations cliniques sur des personnes blessées, et des expériences chirurgicales sur les animaux.

Par exemple :

- l'ablation chirurgicale du néocortex chez les chiens se traduisait par des accès de rage, ces observations suggèrent que le cortex cérébral permet d'inhiber ce type de réactivité émotionnelle.

- l'ablation de vastes portions du lobe temporal de singes a changé de façon considérable le comportement de ces animaux, les singes sont devenus soumis perdant toutes marques d'agressivité. De même chez les humains, à la suite de troubles qui altèrent les lobes temporaux qui incluent les maladies dégénératives comme la maladie d'Alzheimer, des syndromes identiques ont été observés (syndrome de Klüver-Bucy).

- l'accident de Phineas Gage a permis également d'éclairer la neuroanatomie des émotions : en 1848, creusant un rocher pour la construction d'une voie ferrée, P. Gage fait sauter une mine, la barre de fer qui lui avait servi à bourrer la poudre lui transperce la joue, perce la base du crâne, traverse l'avant du cerveau pour ressortir par le dessus de la tête. Après une période d'états fébriles, P. Gage se rétablit en moins de deux mois. Mais les médecins et son entourage remarquent un changement de personnalité, il devient grossier, irrespectueux, saisi de pulsions animales.

Cette pertinente corrélation anatomoclinique entre une lésion cérébrale et une modification profonde de la personnalité passe inaperçue à l'époque, il faut attendre cent cinquante ans pour s'intéresser au cas Phineas Gage.

Suite à de nombreuses observations sur les répercussions qu'induisent les lésions sur l'état émotionnel, des modèles anatomiques de circuits cérébraux ont été élaborés.

Par exemple :
- selon le circuit de Papez (neuropathologiste qui propose en 1937 un circuit ner-

veux de l'émotion), les expressions émotionnelles prendraient naissance dans le système limbique* qui comprend l'hypothalamus, les corps mamillaires, le thalamus antérieur, le cortex cingulaire, l'amygdale et le septum. (**Annexe 3 ; fig. 5**)

- le cerveau triple de Paul MacLean en 1970, considère un modèle à trois couches. La couche la plus ancienne et la plus profonde, le cerveau reptilien, située dans le tronc cérébral contrôle les actes stéréotypés (respirer, manger), la seconde qui enveloppe la première couche comprend le système limbique qui contrôle les émotions, l'instinct de survie, la recherche du plaisir. Enfin la troisième couche ou cortex cérébral, organe de la raison, le plus évolué, contrôle l'hypothalamus, organe de l'instinct et des pulsions. (**Annexe 3 ; fig. 6**)

3. Concept actuel du circuit neuronal des émotions

En s'appuyant sur toutes les suppositions, expériences, théories etc... de ceux qui nous précèdent, les neurobiologistes actuels savent qu'il n'existe pas une aire particulière pour l'art. En revanche, il doit exister un certain nombre d'aires dans le cortex cérébral, qui en interaction contribuent à l'activité créatrice de l'artiste.

L'émotion nourrie, alimente cet être doué d'une sensibilité hors norme. Mais cette émotion n'est pas propre à l'artiste et n'importe quel homme est capable de vivre une émotion. Ces états émotionnels qui sont provoqués par le jugement esthétique ou l'émerveillement, provoquent chez tous les individus une forte impression qui nous fait parfois vibrer. Par exemple, un paysage grandiose tel que le Grand Canyon provoque un choc visuel.

Des cartes de la distribution des réponses émotionnelles ont été établit au moyen de stimulation électrique du cerveau chez les animaux ou comme nous l'avons vu précédemment, après une interprétation de lésions cérébrales chez les humains.

3.1. Les centres des émotions, par définition le système limbique

Les émotions sont des processus complexes qui incorporent une grande variété de composantes fonctionnelles. Il est très probable que d'autres structures restent à découvrir concernant le cerveau émotionnel. Aujourd'hui, nous ne disposons pas d'une théorie des circuits anatomiques de l'émotion, comme nous en avons une pour la vision.

Cependant les sentiments sous tendant l'amour, la générosité, la joie, le plaisir aussi bien que la haine, la jalousie, le ressentiment sont tous engendrés par le système limbique. (**Annexe 5 ; fig. 10**)

3.1.1. Les noyaux limbiques

a. L'hypothalamus

Le principal organe effecteur du système limbique est l'hypothalamus, il est relié par des voies multisynaptiques aux composantes sympathiques* et parasympathiques* du système nerveux autonome*. Les projections sympathiques et parasympathiques ont une action sur les viscères, les vaisseaux sanguins, les glandes exocrines. Ce circuit hypothalamique fournit des informations liées à des fonctions très élémentaires tel que la faim, la soif, les pulsions sexuelles. (**Annexe 5 ; fig. 10**) (**Annexe 6 ; fig. 11**)

Néanmoins, en ce qui concerne les émotions, ce sont les relations établies entre l'hypothalamus et les organes limbiques effecteurs intermédiaires tel que l'amygdale et les noyaux latéraux du septum qui nous intéressent ici.

L'hypothalamus joue de toute évidence un rôle majeur dans l'orientation de la vie émotionnelle, en raison de ces nombreuses projections vers la circonvolution cingulaire et ces connexions avec d'autres structures importantes du système limbique et avec le cortex frontal.

b. L'hypothalamus et les noyaux latéraux du septum

Une expérience sur des chats ou des rats a montré que l'ablation des noyaux du septum, entraînait une agressivité importante. Les chercheurs en ont déduits que le comportement contrôlé par l'amygdale et l'hypothalamus prenait le dessus sur les noyaux du septum.

De plus une expérience visant à démontrer que les noyaux du septum provoquent un sentiment de plaisir consiste en l'implantation d'électrodes dans l'aire septale en avant de l'hypothalamus. Ces électrodes provoquent chez le rat un comportement d'autostimulation et le pousse à appuyer sur un levier des milliers de fois par heure plutôt que de rechercher la nourriture ou le sexe. (J.-M. Bourre)

c. L'hypothalamus et l'amygdale

Une expérience a été réalisée chez des macaques afin de comprendre la relation entre l'amygdale et l'hypothalamus. Ainsi après une amygdalectomie bilatérale, les macaques ne paraissaient plus contrôlés par les règles sociales, qu'auparavant ils respectaient. Ils ne paraissaient pas non plus effrayer par des attaques répétées. Leur comportement était largement gouverné par des sensations plus élémentaires définies par l'hypothalamus lui-même, telles la faim et les pulsions sexuelles.

d. L'amygdale et l'hippocampe

Ils ont un rôle clé dans la formation de nos souvenirs émotifs et dans l'évaluation des stimuli émotifs.

L'hippocampe sera impliqué dans la reconnaissance d'un visage et l'amygdale ajoutera un caractère indispensable à l'acquisition de réponses autonomes conditionnées à des stimuli visuels ou auditifs.

Par exemple l'hippocampe reconnaît une personne et l'amygdale rappelle que vous ne supportez pas cette personne. L'amygdale émet vers toutes les aires du cortex, induisant une régulation émotive des fonctions cognitives.

De plus des expériences ont montré qu'endommager des parties de l'amygdale pouvait supprimer des comportements de peur.

e. L'amygdale et le circuit de la peur

Tous les cortex sensoriels ont des connexions avec l'amygdale. Le circuit de la peur interpose le cortex entre le thalamus et l'amygdale.

Joseph Ledoux (1997) donne l'exemple d'un promeneur dans un bois percevant via son thalamus, l'image floue d'un serpent. Le thalamus active d'une part l'amygdale qui enclenche à son tour les réactions corporelles de la peur (accélération du pouls, pâleur, sudation...). D'autre part, le thalamus envoie l'information au cortex visuel qui décrypte de façon détaillé l'image. S'il s'agit d'un serpent, le cortex visuel renforce la fonction amygdalienne et les manifestations de la peur sont maintenues. Au contraire, s'il s'agit d'un morceau de bois, le cortex visuel le détecte et freine la fonction amyg-dalienne et toutes les expressions de la peur vont s'estomper.

Des techniques d'imagerie cérébrale ont mis en évidence une activation de l'amygdale chez les sujets exposés à des visages menaçants et une activation exagérée lorsqu'ils souffrent d'anxiété, de dépression, de phobie sociale ou de stress post-trau-matique.

Chez l'homme, les voies du cortex vers l'amygdale restent bien inférieures aux voies de l'amygdale vers le cortex, ceci explique l'importance des émotions sur la pen-sée et sur la raison.

3.1.2. Le cortex associatif limbique*

Les noyaux cités précédemment sont reliés à ce qui pourrait être considéré un cortex associatif*. Ainsi les sentiments émotionnels seraient fortement influencés par l'état cognitif de l'individu. Les émotions simples comme la peur, le plaisir seraient régulées par les noyaux limbiques tandis que les émotions provenant de souvenirs loin-tains sont représentés par le cortex associatif tel que l'insula, les pôles temporaux et le gyrus* cingulaire.

L'insula est une aire de cortex transitionnel qui est repliée dans la scissure de Sylvius.

La face la plus antérieur du lobe temporal, le pôle temporal, est un cortex à la fois polymodal (relié aux deux modalités sensorielles, auditives et visuelles) et supramodal (non directement associé aux différentes modalités sensorielles). Ce dernier est fonctionnellement relié à l'amygdale et favorise les fonctions émotionnelles et motivationnelles. (**Annexe 4 ; fig. 8**)

La principale structure restant à la surface médiane de l'hémisphère est le gyrus cingulaire, étendu rostralement et dorsalement sur le corps calleux. (**Annexe 4 ; fig. 7**)

L'hippocampe et le gyrus parahippocampique ont traditionnellement été inclus dans le système limbique, mais cette appellation ne semble plus appropriée car ce sont des structures clairement impliquées dans l'encodage de nouveaux souvenirs.

Le système limbique est connecté à l'ensemble des cortex associatifs du cerveau. Grâce à ces connexions, les perceptions et les souvenirs se voient attribuer une composante émotionnelle.

3.2. Le cortex préfrontal

Le cortex préfrontal est situé en avant des aires optiques frontales et du cortex prémoteur. Ce cortex contient les aires associatives frontales, impliqué dans le développement des objectifs et des plans de l'action et leur mise en œuvre.

La mise en cause du système préfrontal, qui pour Changeux est le grand orgue de la civilisation, dans les conduites émotionnelles remonte à une observation contemporaine évoquée précédemment. Il s'agit du cas de Phineas Gage. Les études ont prouvé que les lésions étaient situées au niveau du cortex orbito-frontal, juste au dessus des orbites et situé en arrière du cortex préfrontal. Sa lésion entraîne une impulsivité, irresponsabilité, une absence de conscience sociale, manque d'empathie, un investissement excessif dans la recherche des plaisirs mais aussi des expressions émotionnelles déconnectées du contexte social, des émotions perturbées telles que l'euphorie, irritabilité, exubérance, sensibilité excessive.

C'est un territoire aux multiples compétences qui participe à l'élaboration et à l'exécution de l'activité mentale la plus élaborée : l'activité conductrice, l'intelligence verbale, la pensée discursive et le raisonnement logique. Le cortex frontal occupe 29% de la totalité du cortex chez l'homme contre 17% chez le chimpanzé et 7% chez le chien. Véritable organe de la civilisation, le cortex frontal anticipe, calcul, prévoit. (J.P. Changeux, *L'homme neuronal*)

Le dialogue entre cortex et système hypothalamo-limbique ne va pas toujours dans le même sens. En d'autres termes la raison n'a pas toujours le dessus sur les émotions. En effet le système hypothalamo-limbique est doué d'une autonomie connexionnelle suffisante vis-à-vis du cortex pour que nous ressentions sous l'impulsion de stimulations sensorielles fortes le passage à l'acte malgré la raison corticale opposé à cet acte en question.

Des dérangements de l'humeur ont été corrélés avec des anomalies du cortex ventral pré-frontal. Par exemple cette région est sous-activée chez les patients souffrant de dépression et est activée durant les périodes maniaques.

Le cortex pré-frontal établit de riches connexions avec un ensemble sous-jacent de structures et de circuits nerveux, l'ensemble constituant le système limbique.

3.3. L'accumbens et le circuit du plaisir

Quelque soit le plaisir, il est associé à l'activation d'un système de récompense à savoir la voie dopaminergique mésocorticolimbique qui s'étend du tronc cérébral au cortex frontal et à l'accumbens, noyau situé à l'avant du cerveau.

Toute situation de plaisir activent le circuit et libère de la dopamine dans l'accumbens. Ce circuit est sous le contrôle de deux systèmes antagonistes permettant d'assurer l'équilibre : les peptides opioïdes procurant le plaisir, et les peptides antiopioïdes augmentant la vigilance et la mémorisation des évènements pour prévenir l'organisme contre les agressions.

Les drogues sont un bon exemple de stimulation de ce circuit de plaisir. En effet l'alcool, la nicotine, l'héroïne, cannabis..., stimulent le circuit mésocorticolimbique et déclenche au niveau de l'accumbens, la libération de dopamine, molécule naturelle du plaisir.

4. Le système végétatif et endocrinien

4.1. Le système végétatif impliqué dans les états émotionnels

Certaines expériences ont suggérées que l'activité des circuits végétatifs du cerveau vers le reste du corps, puis de retour au cerveau, a une influence sur les états émotionnels. Les stimuli déclencheurs d'émotions induisent tout d'abord des changements dans les sorties du système nerveux végétatif central. Toutes les cibles de projection du système autonome envoient en retour des projections afférentes qui fournissent au système nerveux central des données sur le tonus du système autonome. Ces voies afférentes se terminent au niveau du système limbique.

L'hypothalamus, principal organe effecteur du système limbique, est impliqué dans une multitude de fonctions neuroendocrines complexes, en particulier cortico-surrénale, thyroïdienne et gonadotrope. Ces systèmes hormonaux, qui remplissent des fonctions biologiques essentielles, agissent directement sur les récepteurs du système nerveux central ; certains d'entre eux sont impliqués dans le fonctionnement du système autonome et du système limbique.

4.2. Les changements endocriniens accompagnant les expériences émotionnelles

Les changements portent sur le niveau d'adrénaline libérée par la glande médullosurrénale, sur les taux des 17-hydroxycorticostéroïdes traduisant l'activité des systèmes de la corticosurrénale et de l'hypophyse.

Notre réponse par le stress enclenche tout un enchaînement d'évènements en commençant par les cellules de l'hypothalamus provoquant ensuite l'activation du système nerveux sympathique, et des catécholamines* (épinéphrine* et norépinéphrine*) sont libérées à la fois par les nerfs sympathiques et la glande surrénale. Ces amines activent également l'amygdale, qui est au cœur de l'orchestration de la réaction comportementale.

L'hypothalamus libère une substance appelée cotropin-releasing factor* qui provoque la libération d'ACTH* (Hormone AdrénoCorticoTrope), qui par le biais du flux sanguin gagne la glande surrénale et provoque la production de glucocorticoïdes supprimant la fonction immunitaire. (**Annexe 6 ; fig. 12**)

On remarque que des individus qui on une vision des choses positives et sont confiants dans leurs capacités à vaincre les difficultés stressantes ont des niveaux plus élevés de lymphocytes T et de cellules tueuses : Leur immunité est augmentée. En comparant deux types d'individus confrontés au même stress montrent que ceux qui ont l'impression de contrôler la situation ont des niveaux de cortisol plus bas que ceux qui se sentent dépassés. Notre fonction biologique a une relation symbiotique avec notre culture et notre société.

Les études placebo le prouvent bien, en effet pour des maladies comme le cancer, l'asthme, la dépression, des rémissions ont été observées avec des pilules colorées contenant uniquement du sucre.

5. La conscience

Les émotions n'auraient aucun sens si celles-ci n'étaient pas régulées par la conscience. Une émotion provoque un large éventail de réactions viscérales, cardio-vasculaires, respiratoires et hormonales produisant une avalanche de sensations. La conscience qu'un individu a de ses propres sensations devient un élément dominant pour l'amplification de l'état émotionnel. Ceci se vérifie particulièrement dans le cas d'un sentiment amoureux.

L'émotion est un élément dominant de l'existence de l'homme, qui selon Derek Denton est « *à l'origine de l'éveil de la conscience « consciente »* ».

6. L'aspect subjectif des sens

Une multitude de messages provenant du milieu extérieur, qu'ils soient chimiques, physiques envahit continuellement notre organisme, qui n'est pas équipé pour les détecter tous : l'information fournie par nos sens est donc incomplète. Le cerveau n'est pas l'exact miroir intérieur de la réalité du monde extérieur car au contraire il interprète de façon subjective la vision de ce monde extérieur. C'est exactement le phénomène qui se produit lorsque plusieurs personnes disent leurs impressions sur un tableau, on remarquera bien souvent que les interprétations sont rarement identiques. Aux fonctions sensitives comme la vision où l'on peut supposer que la rétine retransmet une image exacte du monde extérieur, s'ajoutent les fonctions intellectuelles qui sont subjectives par définition.

J.-M. Bourre, dans *La diététique du cerveau, de l'intelligence et du plaisir*, reprend les différents sens :

L'ouïe : le cerveau est capable de se remémorer un morceau de musique particulier. Les études de neuro-imagerie montre que lorsqu'on s'adonne à ce plaisir, des zones cérébrales spécifiques de l'expérience auditive s'allument. Les régions excitées sont les mêmes lors d'une véritable entrée acoustique et une écoute imaginaire. Il s'agit du gyrus temporal inférieur, mais aussi des lobes pariétaux et frontaux. On retrouvera cette manifestation chez le schizophrène, ces lobes temporaux s'allument en l'absence de son, il est sujet à des hallucinations auditives.

La vue : suivant le même procédé, il est tout aussi facile pour le cerveau de reproduire par le biais de la conscience, un paysage, un tableau, un lieu...le sujet pourra revivre par ces représentations de l'esprit la situation avec intensité. Le centre cortical de la vision est situé sur la face interne du lobe occipital. Sur le cortex se reconstitue une carte du champ visuel. Chaque point de la rétine se projette sur un point particulier de l'aire corticale visuelle. C'est au niveau des régions occipitales que se situerait la capacité d'imagination.

L'odorat : l'odeur peut évoqué un lointain souvenir, il devient aisé par la suite de retrouver la mémoire des évènements. L'intérieur du nez est tapissé par des neurones olfactifs qui rejoignent le bulbe olfactif, puis ils se projettent vers le cortex piriforme, le noyau cortical antérieur de l'amygdale et la partie antéromédiale du cortex entorhinal. Ce cortex situé près de la jonction des lobes temporal et frontal envoie ces projections vers l'hippocampe, l'hypothalamus, le cortex insulaire et le cortex orbito-frontal. L'organisation de la fonction olfactive est très différente de la fonction visuelle et auditive, dans la mesure où le relais des neurorécepteurs de l'épithélium nasal est le rhinencéphale, cerveau de l'olfaction constitué de trois couches. Le néocortex incluant les aires visuelles et auditives est une structure à six couches, plus complexe, ce qui explique que nous sommes incapables, à la différence de l'ouïe et de la vue, de nous remémorer volontairement une odeur.

Le goût : est transmis au cerveau à partir de récepteurs gustatifs situés sur la langue, et la sensation est transmis par trois sortes de nerfs crâniens, le nerf facial (VII), le nerf glosso-pharyngien (IX) et le nerf vague (X). (**Annexe 7 ; fig. 13**) Ces nerfs se projettent vers le thalamus, puis la partie inférieure du cortex somatosensoriel (le gyrus postcentral), l'opercule frontal et la partie antérieure du cortex insulaire. Peut-on imaginer au même titre que la vue et l'audition, la sensation du goût ? Nous savons tous que lorsqu'on pense à notre met préféré le taux de sécrétion salivaire augmente. Mais nous ne percevons pas pour autant le goût que produirait ce met. Le goût se révélerait être donc une situation intermédiaire entre la sensation visuelle, auditive et olfactive.

Un appareil sensoriel comprend des capteurs qui nécessitent la présence de centres de perception situés dans le cerveau. Mais ces centres de perception sont incapables d'interpréter l'information, par conséquent ces opérations sont réalisées au-delà, au niveau du cortex cérébral.

7. La communication des émotions

Les émotions sont classées en simples ou complexes. Joseph LeDoux dans The Emotional Brain (1998), décrit en détails les émotions simples et propose des listes de ces émotions. Elles sont dites simples ou primaires quand elles s'accompagnent d'expressions faciales, Paul Ekman (1984) les réduit au nombre de six : le bonheur, la tristesse, la peur, la colère, la surprise et le dégoût. On a également noté des simi-larités transculturelles dans la production d'expressions spécifiques d'une émotion particulière.

Les émotions complexes résulteraient de la combinaison de plusieurs émotions simples. Plutchik décrit par exemple l'amour comme un mélange de joie et d'accepta-tion, la culpabilité comme un mélange de joie et de peur.

Les émotions peuvent se traduire extérieurement grâce à la musculature faciale créant des expressions. L'amygdale reçoit des informations issues du cortex visuel puis elle renvoie ces informations à ces mêmes zones ce qui pourrait être un moyen par lequel les états affectifs modulent le traitement des informations sensorielles.

Nos émotions sont associées et communiquées à un ensemble complexe de signaux des muscles faciaux. Cette musculature faciale occupe une très grande surface cérébrale.

Quatre-vingt muscles faciaux servant à la communication ont été recensés. Ces muscles construisent des expressions par un effet de contraction-relâchement. **(Annexe 7 ; fig. 14)**

Des expériences ont prouvé que le système émotion-communication des émotions fonctionne dans les deux sens. Par exemple, un vrai sourire qui reflète le bonheur, met en jeu non seulement les zygomatiques mais aussi active le lobe frontal gauche. Si on demande à une personne de mettre en action ces zygomatiques sans qu'il n'y ait eu au préalable un élément de joie, le lobe frontal gauche devient plus actifs qu'à l'état de repos. Cette technique peut être appliqué à une thérapie contre la dépression, en demandant à la personne déprimée de mouvoir les muscles servant à sourire permettant de provoquer un allègement de l'humeur.

Les neurosciences nous éclairent sur les interactions réciproques entre l'esprit et le corps, le cerveau intègre en permanence les informations sensorielles et émotionnelles et orchestre les réponses physiologiques et comportementales. Les effets bénéfiques de l'art sur le malade, pourraient très prochainement trouver des réponses neurobiologiques objectives.

III. LA JOUISSANCE ESTHÉTIQUE

Cette jouissance est subjective car elle est liée à l'inconscient du sujet. Le plaisir que tire un patient à contempler une œuvre, est *« comparable au plaisir enfantin faisant appel aux processus primaires de la pensée »*. Moron P., Sudres J.L., Roux G

1. Que produit une œuvre ?

J.-P. Changeux tente d'expliquer le plaisir de la contemplation : *« l'œil capture des indices physiques de la surface colorée, les radiations lumineuses qu'elle émet et les convertit en impulsions électriques qui se propagent jusqu'au cerveau et son cortex (...) en particulier les multiples aires visuelles (primaire et secondaire) qui occupent la partie postérieure (occipitale) de notre cerveau »*.

1.1. Les mécanismes de contemplation

1/ La vue du tableau correspond à la projection de celui-ci sur les aires visuelles du cortex cérébral, phénomène qui active une population de cellules nerveuses. Un objet mental est créé et reproduit le tableau. Ceci est une simple sensation du tableau, c'est la première étape de contemplation.

2/ La perception est une seconde étape plus complexe. Le cerveau effectue une pré-représentation, compare le tableau avec des images antérieures internes jusqu'à ce qu'une homologie se présente et c'est à ce moment là qu'une sensation de plaisir est éprouvée.

Pour apprécier un tableau, il faut, selon Richardson, « *remplir notre esprit d'autant d'images justes et complètes de l'œuvre des maîtres* », c'est bien sûr un long apprentissage pour le cerveau. Chez l'homme, le cerveau se développe lentement après la naissance, les connexions nerveuses se mettent en place dans le cortex cérébrale, les images marquent leurs empreintes au fur et à mesure jusqu'à créer un véritable répertoire. Chaque image est associée à des émotions, faisant référence à un contexte particulier. L'interaction entre l'image perçue et l'image répertoriée, enrichira le regard du contemplateur, orientera son goût et peut lui raviver aussi des émotions.

1.2. Les zones de la contemplation

Les aires visuelles étendues à des parties voisines du cortex cérébral sont engagées dans l'analyse des formes, de la disposition dans l'espace...

Les régions pariétales et temporales situés en avant des aires visuelles, donnent la faculté de reconnaître, de localiser un objet dans un tableau. D'ailleurs des lésions de cette partie du cortex entraînent une prosopagnosie, c'est-à-dire une incapacité à reconnaître des visages.

Il existerait donc des neurones appelés unités gnostiques dont l'activité se modifierait lorsque notre regard se poserait sur un objet connu dans un tableau. En regardant l'objet, un flux d'information se propage de neurone en neurone à partir des aires visuelles vers le lobe temporal qui identifie l'objet, puis un autre flux se propage vers le lobe pariétal pour définir les relations spatiales entre ces objets. Cette information se propage ensuite à d'autres domaines du cortex cérébral. De proche en proche, les formes colorées deviennent des objets, puis l'ensemble de ces objets forme une composition d'ensemble.

La contemplation du tableau engage le niveau le plus élevé de la hiérarchie des fonctions cérébrales. Les scientifiques pour l'avancée de leur recherche concernant l'état affectif, utilisent bien souvent l'esthétique.

1.3. Le plaisir esthétique

Le plaisir est un besoin fondamental de l'animal évolué, et l'importance de la demande s'accroît avec le degré d'évolution des espèces. Le plaisir de tous les mammifères est lié à l'hypothalamus. Mais l'appréciation, la prise de conscience de ce plaisir, sont dus à la présence du cortex. L'homme admire un paysage, un tableau, hume et apprécie l'odeur d'un parfum.

La vision joue un rôle important, l'univers sensoriel de l'homme est essentiellement visuel. C'est probablement la raison pour laquelle la physiologie de la vision occupe une place si prépondérante. Mais l'œil sans le cortex n'est rien. Sans expérience, sans apprentissage l'œil voit mais le cerveau est aveugle. C'est en s'exerçant à observer des peintures que le cerveau trouve la vue.

Le lobe frontal, qualifié «d'organe de la civilisation» car s'accroissant au cours de l'évolution, s'active lors de la contemplation d'une œuvre et participe à la compréhension émotionnelle d'un tableau. Il aide le spectateur à percevoir l'organisation d'ensemble du tableau et à comprendre les divers niveaux de sens. Il interviendrait donc dans la genèse d'hypothèses et d'intentions et dans l'élaboration du sens critique et de la raison.

Pour reprendre le circuit commencé précédemment, les signaux reçus par les aires visuelles, communiqués ensuite aux aires temporales et pariétales, établissent des connexions réciproques avec le lobe frontal. Le cas de Phineas Gage, décrit comme syndrome frontal par le Dr. Harlow, signalait des troubles émotionnels importants.

De multiples câbles nerveux relient le cortex frontal spécialisé dans la perception, l'analyse, la formulation d'hypothèses, au système limbique. Ce système à l'origine des états émotionnels provoquerait le plaisir esthétique. Les « morphines » cérébrales, comme les enképhalines et les endorphines sont d'ailleurs retrouvées dans ce système.

2. Le dialogue avec le tableau

Chaque peinture est unique, elle est pourvue de codes, de symboles propres à une culture, d'un style propre à une époque, ainsi la contemplation d'une œuvre ne peut se résumer à un regard passif. Bien au contraire, le tableau a une faculté d'éveil, le spectateur évoque ses sens, tente de percevoir la démarche de l'auteur dans une logique universelle, au même titre qu'un raisonnement scientifique, en référence à une culture.

La peinture est une interrogation, le spectateur émet des hypothèses sur les raisons de l'artiste, il tente de se substituer à l'artiste afin de mieux comprendre l'essence même du tableau. Un travail d'imagination se met en place sans que le spectateur ne s'en aperçoive, il se complaît dans cette situation laissant son esprit divaguer en pleine subjectivité. Le spectateur n'étant plus passif devant le tableau, J.-P. Changeux parle de recréation du spectateur, mêlant son état interne, ses propres émotions avec la composition.

L'œuvre d'art par sa faculté d'éveil, participe à une forme de communication intersubjective entre le créateur et le spectateur. Sans se restreindre à cette relation dualiste, l'œuvre témoigne et communique son idée aux sociétés, c'est le cas avec Guernica de Picasso.

3. Du côté du créateur

Le créateur a pour but de reproduire le plus habilement possible l'image intérieure qui l'habite. Ce processus créateur s'organise en plusieurs étapes, en commençant par une image mentale qu'il est parfois difficile de représenter jusqu'à obtenir «l'idée première». Puis l'artiste, en faisant référence à des normes, stabilisées dans sa connectivité cérébrale, met en scène les éléments de son tableau d'une façon harmonieuse et structurée. Plusieurs sentiments surgissent lors de la réalisation de son tableau, la raison, qui sera le fil directeur de l'œuvre, l'élément indispensable pour arriver à la finalité de celle-ci ; des éveils affectifs durant la période de production qui déclenchent l'inspiration, et lorsque le travail de l'artiste touche à sa fin, les éléments de la composition se mettent en place de manière très cohérente comme si l'œuvre n'était que le fruit du hasard. C'est une révélation pour l'artiste, elle surgit comme une illumination.

La raison, se situe dans les niveaux le plus élevé du cerveau et comme nous l'avons vu précédemment, il est légitime de penser que le lobe frontal est impliqué dans le processus de création.

3.1. Le geste créateur

Ce sont les cellules sensorimotrices du cortex frontal qui envoient leurs ordres aux muscles de la main via la moelle épinière. Ce même domaine cérébral contrôle les déplacements de la main et son orientation ; d'autres régions situées plus en profondeur (les noyaux gris centraux), commandent les mouvements plus amples du bras. Ce serait aussi au niveau du cortex frontal que la première pensée du créateur germe et se construit. Le cervelet quand à lui, contribuent au guidage visuel.

3.2. Les représentations mentales

Lorsqu'un artiste se met à peindre, grâce à une caméra à position, des zones s'allument, d'autres s'éteignent. L'aire occipitale s'allume lorsque les yeux s'ouvrent, les aires temporales lorsque le dialogue s'établit, le cortex frontal lorsque la réflexion l'emporte sur la perception.

4. La théorie de Gérard Morin

Pour Gérard Morin, neuro-psychiatre, l'œuvre d'art est un «langage affectif», traduisant «une expression émotive».

4.1. Physiologie

L'activité psychique consommerait de l'énergie physique, surtout chimique, ce phénomène pourrait être analysé en fonction d'un quantum (unité mesurable) ou «état de conscience instantané» en fonction d'une unité temporelle. G. Morin tente de mathématiser l'activité psychique, et de l'appliquer à la physique quantique permettant de concrétiser l'énergie.

« *La pensée est insérée dans le temps et devient mesurable* ». G. Morin. Les EEG* (ElectroEncéphaloGramme) prouvent la correspondance entre les fréquences de rythme et le degré de vigilance, c'est un cas concret et visuel faisant un lien entre le fonctionnement physiologique du cerveau et la vie intérieure non palpable et abstraite.

L'idée associe des images à la fois immédiates et virtuelles, l'ensemble, sous forme d'un « potentiel d'image » quantifiable en intensité émotive. Ces associations d'images formant l'idée, « représentent le squelette mathématique de la notion esthétique ».

G. Morin distingue deux types de pensée :
- cognitive ou effective, qui progresse vers l'acte intentionnel poussée plus ou moins régulièrement par une énergie psychique.
- émotive ou affective, suivant un mouvement oscillatoire autour d'un seul but, cette pensée est un moteur artistique.

Ces rythmes s'associent entre eux donnant les « différents aspects mélodiques de nos sentiments ».

37

4.2. L'homme en quête d'évènements artistiques

Il distingue plusieurs degrés :

1°/ le niveau primitif avec « ses rythmes biologiques sur des modes élémentaires ». Ce niveau donne naissance à des œuvres géométriques simples (cubisme, architecture).

2°/ les sentiments viennent se greffer sur ce niveau primitif. Etant donné que ce second degré est dépendant de la personnalité biologique et psychologique, c'est certainement à ce niveau que l'on peut traiter les désordres de la vie mentale sensibles à l'art-thérapie ceci est vrai par exemple dans le cas des névroses s'accompagnant d'une surcharge émotionnelle.

3°/ l'homme est curieux et à besoin d'avancer toujours vers de nouvelles découvertes et expériences c'est ce qui constitue le troisième degré, fondé sur la pensée philosophique et scientifique.

Un esprit troublé, pourrait se rééquilibrer de façon harmonieuse, si un choix judicieux après analyse, aborderait les thèmes émotifs adaptés pour que la thérapie soit la plus efficace possible.

Cette volonté de comprendre la relation entre la physiologie, les réactions prévisibles et mathématiques, et tout l'arsenal abstrait des sentiments, a pour but d'améliorer le traitement des maladies mentales entre autre, qu'il soit médicamenteux ou psychologique.

En cela, le plaisir sera un élément déterminant en art-thérapie sur lequel l'art-thérapeute saura travailler, et l'émotion pourra être une orientation artistique incluse dans un objectif thérapeutique.

CHAPITRE II
QU'EST-CE QUE L'ART-THÉRAPIE ?

I. LES FONDEMENTS DE L'ART-THÉRAPIE

« C'est parce que l'Art est concerné et qu'il donne la spécificité, l'originalité de l'action thérapeutique, qu'il est l'élément essentiel de l'Art-Thérapie ». R. Forestier

Encore aujourd'hui, un nombre important de confusions parasite l'idée que l'on peut se faire de l'art-thérapie, il semble nécessaire de prendre quelques instants pour définir le mot art.

Le mot **art** vient du latin ars (habileté, métier, connaissance technique). Le terme grec équivalent, techne, a évolué en sens contraire, ne conservant que le sens technique.

1. Définitions possibles

1. Dans son sens premier, peu utilisé dans le langage courant, l'art se définit comme **une pratique qui met en œuvre l'application de connaissances et d'un savoir-faire en vue d'un objectif**. La compréhension du mot artisan rejoint cette définition initiale du mot : l'artisan pratique l'art au sein du métier en utilisant son habileté. L'art, dans ce sens premier, a pour synonyme technique et science appliquée, termes plus largement utilisés. Toutefois, ce sens du mot art, associé à technique, est toujours présent dans certaines expressions telles que « l'art de la médecine ».

2. Dans son sens moderne, le plus couramment utilisé, l'art est considéré comme **une pratique en vue de la production d'œuvres susceptibles d'exprimer un idéal moral, métaphysique et esthétique**. Les six arts traditionnels (architecture, sculpture, peinture, musique, poésie, danse) correspondent à cette définition.

3. Ce n'est que tardivement, principalement suite à l'arrivée de nouveaux courants artistiques, tels que le romantisme, le symbolisme et l'expressionnisme, ainsi que

par l'invention de nouveaux médiums (photographie, cinéma, informatique) que l'art et considéré comme **l'expression et la communication d'idées, d'émotions et de sentiments au moyen de divers médiums**.

2. Double sens du mot art

La distinction entre les deux premières définitions est capitale dans un propos sur l'art-thérapie puisqu'il va s'agir de déterminer l'importance entre deux natures d'activités :
- l'une qui aura pour objectif l'utilité avec l'artisanat,
- l'autre l'agréable avec les arts de la beauté.

Installée à la Renaissance, la distinction entre les métiers de l'art et les arts de la beauté, sera définitivement consommée au XVIIIᵉ siècle avec la définition de l'esthétique comme science du beau ; se distingueront définitivement les arts et métiers et les arts de la beauté ou beaux-arts. Ainsi seront déterminées deux exploitations de l'art, l'une l'artisanat, l'autre l'artistique, ce qui va entraîner deux types de pratique thérapeutique : l'ergothérapie et l'art-thérapie. De la même famille, ces deux types de pratique se distingueront principalement par leurs objectifs et les moyens mis en jeux.

Ergothérapie : *Ergos* est la racine grecque qui signifie travail, activité. C'est une thérapie par l'acte. Elle intervient dans toute situation de handicap, qu'il soit physique, psychique ou sensoriel et son objectif principal est d'aider le patient à retrouver son autonomie. Il s'agit d'activités structurantes (travaux manuels), d'automisation, de réinsertion, d'expression créative afin de proposer une alternative à la parole.

L'art-thérapie sera définit dans le chapitre suivant.

Nous devons distinguer aujourd'hui, d'une part les activités mettant en jeu le potentiel psychomoteur et d'autre part les activités mettant en jeu le potentiel artistique orienté vers l'esthétisme.

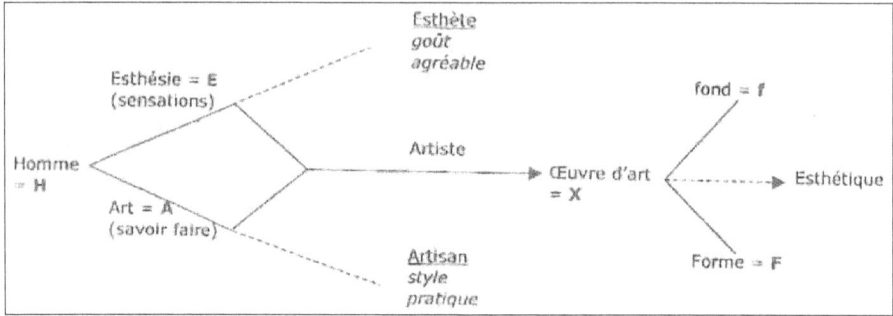

L'œuvre d'art est l'association d'une forme et d'un fond. La forme est la caractéristique objective de l'œuvre : le paysage d'un tableau, le mot dans un poème, le mouvement dans une danse… Elle fait appel à la connaissance.

Le fond est la caractéristique subjective de l'œuvre, il fait appel à la sensibilité individuelle. Deux personnes vont aimer de manière différente une même œuvre, ou deux artistes partant d'un même sujet réaliseront deux œuvres distinctes.

« *La forme unit les hommes et concerne les sociétés et les connaissances humaines* » tandis que « *le fond distingue et concerne les hommes dans leur singularité et leur degré de sensibilité* ». R. Forestier.

L'art est une exploration de la relation sensorielle au monde, c'est une manière d'être. Etre artiste aujourd'hui, c'est se comporter avec liberté, curiosité et authenticité. C'est un langage d'investigation très large puisqu'il implique tous les langages sensoriels. L'art fait partie de notre quotidien et participe à notre ouverture sur nous-même et l'environnement. C'est nos sentiments, notre curiosité qui alimentent notre sensibilité artistique. « *L'art peut contribuer à développer nos libertés intérieurs et à réduire nos rigidités* ». F. Fradin, J. Fradin.

Ce sont les effets de l'art qui sont utilisés en art-thérapie et non sa finalité, c'est sous cette version que l'art devient opératoire.

3. Théorie de l'art opératoire et phénomène artistique

L'art comprend aussi bien : l'individu générateur de l'acte artistique, l'acte générateur de l'œuvre, l'œuvre elle-même, on peut donc entendre par art une notion de globalité.

R. Forestier et J-P. Chevrolier parlent de **phénomène artistique** qu'ils définissent comme la « *globalité de ce qui se rapporte à l'art* ». Mais le fondement même de ce phénomène et de la réflexion d'art-thérapie reste la théorie de l'art opératoire.

3.1. La théorie de l'art opératoire

Tout homme recherche le bonheur. Cette poussée fondamentale à bien vivre détermine un premier concept que nous nommons le BON.

L'art représente la dynamique et la cohérence entre un processus psychomoteur qui implique le maintien du BON fonctionnement de l'homme (ce qui détermine l'idée du BIEN) et le produit de cette activité artistique (ce que l'on peut retenir sur l'idée du BEAU). Ainsi apparaît l'idée directrice de la théorie de l'art opératoire dénommée communément la théorie des trois B (le Bon, le Bien, le Beau).

En résumé :

Le BON : définit l'activité que l'homme est amené à réaliser pour avoir une certaine qualité de vie, le bonheur.

Le BIEN : c'est une phase de l'activité proprement dite du geste au moment où tout va s'ordonner, se contrôler.

C'est aussi le rapport entre le vouloir et le pouvoir.

Le BEAU : concerne la production artistique c'est-à-dire l'œuvre d'art. C'est l'association entre le fond et la forme que nous avons vu précédemment.

Cette approche un peu théorique sur la réflexion de l'art-thérapie se poursuit de façon plus concrète (phénomène artistique) et aura pour valeur principale de nous ramener plus précisément à l'art-thérapie pratique.

3.2. Phénomène artistique

Selon l'Association Française de Recherche & Applications des Techniques en Pédagogie et Médecine (AFRATAPEM)*, « *le phénomène artistique est l'ensemble des éléments qui composent l'activité artistique* ».

En reprenant la notion de globalité qui caractérise le phénomène artistique, on peut schématiser ce phénomène ainsi :

INTENTION ---→ ACTION ---→ PRODUCTION

Ces 3 étapes sont interdépendantes.

On peut faire le rapprochement avec l'art opératoire qui est le fondement du phénomène artistique. Un parallèle entre les concepts de la théorie et de la pratique peut se concrétiser ainsi :

Le BON	Le BIEN	Le BEAU
--->	--->	
L'INTENTION	L'ACTION	LA PRODUCTION
(Le désir)	(Technicité)	(Forme ordonnée)

« Ainsi tout être peut potentiellement vivre le phénomène artistique et chaque malade pourra dans une certaine mesure, bénéficier de l'art-thérapie ». P.-L. Lacambre.

Grâce à un guide, un artiste qui serait capable d'induire, provoquer, mettre en jeu, contrôler et observer le phénomène artistique, peut inscrire son action dans un contexte soignant. C'est parce qu'il sait que les effets de l'art existent, qu'il sait les provoquer et les contrôler, qu'il entraîne le malade avec lui.

On distingue deux phases caractéristiques de l'activité artistique :

L'expression de l'art ou « art I » : il s'agit de la phase de passage de l'instinct à l'action volontaire orientée vers l'esthétique, c'est une représentation archaïque. Il est pulsionnel, inné et les productions se rapportent au corps et à ses expressions les plus simples.

Les techniques de l'art universel ou « art II » : elle se présente de façon spécifique et ordonnée. C'est une expression reconnue et maîtrisée avec des techniques adaptées.

On peut modéliser dans une approche méthodologique la dynamique entre l'Art I et l'Art II :

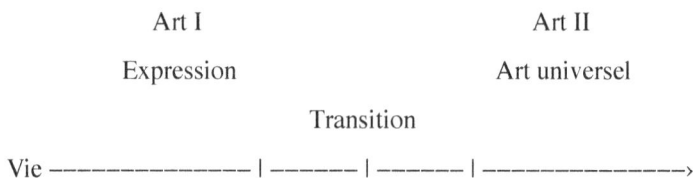

<pre>
           Art I   Art II
         Expression   Art universel
                      Transition
Vie ———————————— | ——————— | ——————— | ————————————→
</pre>

Si l'on considère la démarche artistique au cours de la vie d'un individu entre la phase d'expression et la phase art universel, une phase intermédiaire relativement indéfinie quant à sa durée et ses caractéristiques, constitue le passage de l'une à l'autre.

L'art relève de l'expression et de la communication. Par la production artistique, l'art crée des voies d'échanges avec autrui. L'art offre un pouvoir de relation.

Conclusion :

L'art considéré comme une « globalité » réunissant l'artiste, son action et son œuvre, est appelé phénomène artistique. L'art opératoire justifie l'exploitation de l'art indépendamment de sa finalité propre. L'exploitation du pouvoir et des effets de l'art au service d'un mieux-être de l'homme relève donc d'un processus de soins.

II. ART-THÉRAPIE GÉNÉRALITÉS

1. Histoire de l'art-thérapie

Pour des raisons de pérennité et de compréhension un passage historique relatant l'évolution de la relation qui peut exister entre l'art et la médecine est obligatoire. Ce passage historique semble en mesure de nous éclairer sur un cheminement complexe, en articulation avec l'évolution de l'art, des sciences humaines et de la psychiatrie.

1.1. Relations historiques entre l'art et le soin

1.1.1. L'art rupestre et le chamanisme : matérialisation des croyances

L'utilisation thérapeutique de l'art est une idée ancienne qu'avaient déjà les cultures traditionnelles. Cela commence avec le chamanisme. Le chamane nous dit F. Schott-Billmann, danse-thérapeute et psychanalyste, était un art-thérapeute par définition, elle voit dans les rituels dansés, tels qu'ils sont pratiqués en Afrique, en Amérique du sud, en Asie, de véritables systèmes thérapeutiques dont elle donne une interprétation psychanalytique. Elle justifie ainsi l'utilisation thérapeutique en Europe de la danse rituelle. Très tôt, les sociétés primitives attribuent à l'art des propriétés curatives aussi bien dans le domaine des maladies mentales que dans celui des maladies somatiques.

1.1.2. La caverne et le voyage chamanique

Il est probable qu'une grande partie de l'art paléolithique européen, soit dû à des pratiques chamaniques. Les cavernes profondes ont été fréquentées pendant plus de 20 000 ans, non pas pour y habiter mais pour y réaliser des dessins et se livrer à des cérémonies. Le groupe croit que certaines personnes, les chamanes en particulier, peuvent entrer délibérément en relation directe avec le monde de l'au-delà. Les buts sont divers : guérir les malades, restaurer une harmonie détruite, faire venir la pluie dans les contrées arides, prédire l'avenir, favoriser la chasse…

1.1.3. L'antiquité ou la recherche philosophique sur les vertus de l'art

Une distinction se profile durant l'Antiquité entre l'art du beau et l'art pragmatique, artiste et artisan étant sur des voies contiguës.

Platon dans ses derniers dialogues, *le Timée*, met en avant l'action de la musique pour apaiser l'âme humaine.

Bien avant l'antiquité un récit biblique reconnaît déjà l'influence thérapeutique de la musique, les serviteurs du roi Saül proposèrent de soigner ses « terreurs » en écoutant un joueur de cithare : le futur roi David.

Aristote dans *La poétique* s'intéresse aux différents aspects de l'art poétique, comme la tragédie, l'épopée, et la musique. Dans cet ouvrage, Aristote fait référence au terme grec *catharsis* ou *katharsis* signifiant purification ou purgation.

La catharsis est la purgation des passions par le moyen de la représentation dramatique : en assistant à un spectacle théâtral, l'être humain se libère de ses pulsions, angoisses ou fantasmes en les « vivant » à travers le héros ou les situations représentés sous les yeux. Pour Aristote le terme est surtout médical mais il sera interprété ensuite comme une purification morale.

En s'identifiant à des personnages dont les passions coupables sont punies par le destin, le spectateur de la tragédie se voit délivré, « purgé » des sentiments inavouables qu'il peut éprouver secrètement. Actuellement la catharsis est utilisée par le cinéma, le théâtre et la littérature, elle montre ainsi le destin tragique de ceux qui ont cédé à des pulsions. En vivants ces destins malheureux par procuration, les spectateurs ou lecteurs sont censés prendre en aversion les passions qui les ont provoquées.

Certains, à l'instar de Cicéron, iront jusqu'à affirmer que la philosophie est la meilleure des médecines, et l'art, un des plus vieux médicaments du monde. Bien que limitées à des effets cathartiques, sédatifs et/ou stimulants, ces pratiques préfigurent celles de l'art-thérapie actuelle.

1.1.4. Le Moyen-Âge ou la marginalisation de la folie

Au Moyen-Âge, la médecine s'intéresse plus particulièrement à la folie. Le fou est considéré à la fois comme un être dominé par des forces supérieurs (possession diabolique) et comme un anormal. Les médecins distinguent la frénésie, la léthargie, la manie et la mélancolie.

Les traitements sont diversifiés : pèlerinages thérapeutiques, décoctions d'ellébore, saignées, hydrothérapie, distractions dont la musique... Mais d'un autre côté, un processus de marginalisation des fous entraîne une exclusion grandissante à la fin du Moyen-Âge.

L'art permet de témoigner de cette période pour mieux comprendre le phénomène de la folie. Par exemple, une iconographie, un manuscrit réalisés au XIVe siècle par un prêtre fou (Opinius de Canistris) offrent un panorama très complet sur les réalités et l'imaginaire de la folie.

1.1.5 La Renaissance ou le nouveau visage de l'art

La Renaissance est une période de renouveau littéraire, artistique, et scientifique, qui se produit en Europe par la diffusion de connaissances nouvelles dans un milieu lettré.

Alors qu'au Moyen-Âge la création artistique était essentiellement tournée vers la religion chrétienne, la Renaissance artistique utilise les thèmes humanistes (tolérance, liberté de pensée, paix, éducation visant l'épanouissement de l'individu) et de la mythologie antique.

Les scientifiques et les médecins améliorent la connaissance de l'anatomie grâce aux dissections : ce savoir est ensuite appliqué en dessin, en peinture et en sculpture, comme en témoigne le célèbre Homme de Vitruve de Léonard de Vinci ou les gravures de Dürer. Il est possible de définir un système de proportions idéales et de représenter fidèlement un corps humain.

Dans son introduction à la chirurgie, Ambroise Paré évoque les traditions médicales médiévales de l'Italie qui, pour guérir la piqûre de la tarentule prescrivent la musique et la danse entraînante de la Tarentelle « jusqu'à ce que le venin soit dissipé ».

Plus tard, dans le même registre, au cours des XVIIᵉ et XVIIIᵉ siècles, on connaîtra les suites de Marin Marais (violiste ou gambiste) pour l'opération de la prostate.

1.2. Quand l'art devient un véritable outil de soin pour les malades mentaux

1.2.1. Comment l'art est-il venu à la psychiatrie

Le XIXᵉ siècle, âge d'or de l'aliénisme, entrouvre un regard sur les expressions créatrices des fous. C'est entre 1803 et 1813 que le marquis de Sade, dirige des spectacles mensuels à la maison de santé de Charenton. Sade fait répéter les acteurs qui mélangent comédiens professionnels, infirmiers et fous. Coulmiers, directeur de la maison de santé, voit « *la comédie comme un moyen curatif de l'aliénation d'esprit* ».

L'hospice de la Salpêtrière organise, avec le même succès, *le bal des folles et des hystériques* ainsi que les concerts ouverts à tout public.

Mais les aliénistes du XIXᵉ, s'ils préconisent parfois l'art, parmi d'autres activités, comme exercice détournant l'attention des aliénés de leurs idées fixes, condamnent dans leur ensemble les spectacles, les concerts et les bals, Esquirol en tête. (Médecin français. Toulouse 1772 – Paris 1840)

Fin XIXᵉ, signalons la maison de santé du docteur Esprit Blanche qui avec sa femme accueillit de nombreux artistes : y séjournent successivement Gérard de Nerval, Charles Gounot, Marie d'Agoult, Théo Van Gogh ou Guy de Maupassant qui compta parmi les derniers patients. Gérard de Nerval dessina au charbon sur les murs les figures de la reine de Saba et d'un roi, puis une autre fois écrivit, dans sa chambre décorée par son ami Delacroix, *Aurélia* sur prescription du docteur Blanche adepte du traitement moral d'Esquirol qui consiste à s'emparer de l'attention du malade, à dominer son intelligence et sa confiance.

1.2.2. Naissance de la psychopathologie de l'expression

Les productions prennent un autre visage, ce sont d'avantage des objets d'étude, des supports des manifestations de l'état pathologique, l'œuvre devient un des véhicules du symptôme.

Tardieu et Simon, dans le cadre d'expertises judiciaires, cherchent des signes de la dégénérescence dans les créations de malades, permettant ainsi d'établir le diagnostic de la maladie mentale prouvant l'irresponsabilité des auteurs du crime. Ce procédé est à l'origine de la pathographie.

Au cours de la décennie 1870, les productions plastiques des aliénés entrent au devant de la scène avec :

Jean-Martin Charcot, qui s'intéresse aux expressions plastiques des hystériques et crée en 1875 le service photographique de l'hôpital de la Salpêtrière ;

Paul Richer, élève de Jean-Martin Charcot à la Salpêtrière, écrit un traité : *L'hystéro-épilepsie*. Célèbre pour ces talents de dessinateur, il réalise plus de 100 dessins dans le service de La Salpêtrière illustrant les crises. Cet ouvrage montre toute la difficulté des cliniciens du XIXᵉ siècle à distinguer l'épilepsie des crises névropathiques.

Max Simon, dans les annales *médico-psychologiques* en 1876, dégage une correspondance entre maladie mentale et type de production plastique. Selon une nosographie dérivant de celle d'Esquirol, il décrit cinq types majeurs de production, chacun en relation avec un syndrome particulier. Il distingue les dessins des délirants chroniques,

51

des déments, des paralysés généraux, des hystériques et enfin des imbéciles.

Les travaux de psychopathologie de l'expression s'étendent donc à partir de 1870 et pendant toute la première moitié du XXᵉ siècle : ils consistent surtout dans des monographies et dans des tentatives de classifications où l'on tente de repérer des signes graphiques ou picturaux à la manière de l'observation psychiatrique.

1.2.3. Le XXᵉ siècle

« S'il est vrai que l'art et le soin sont associés depuis les temps les plus anciens de l'humanité, il faut bien admettre que c'est avec le XXᵉ siècle qu'un intérêt purement médical apparaît » Congrès international « art et médecine : la recherche », 1992, Tours.

Le Dr. Rogues de Fursac, met en place un système d'évaluation pour juger de la qualité artistique d'un dessin. Cinq critères sont définis : « la capacité à reproduire la nature », « la perspective », « le respect des proportions », « la cohérence de la représentation » et « le sentiment de la beauté ».

Le dessin n'est alors autorisé qu'à refléter une maladie. Toute considération d'ordre artistique est absente des études psychiatriques. Les aliénés restent les exclus de la création.

Les productions des aliénés sont donc exclues du champ artistique jusqu'aux écrits de Marcel Réja, tenu généralement pour un homme de lettres mais, pseudonyme, du Docteur Paul Meunier, médecin psychiatre, collaborateur du Docteur Marie. Il publie en 1906, son livre : « l'art chez les fous : le dessin, la prose, la poésie ». Ce pseudonyme n'est pas sans intérêts, il prouve à quel point le médecin s'éloigne de la psychiatrie, a quel point il est obligé de séparer sa profession médicale de ses travaux esthétiques compte tenu du contexte de l'époque où la psychiatrie tente de rationaliser la maladie mentale ;

« *il aborde les productions sans les associer au diagnostic, reconnaît leur contenu émotionnel et se montre sensible à la qualité et à l'inventivité de certaines d'entre elles. En situant les travaux des aliénés dans le registre esthétique, il témoigne d'une attitude nouvelle* » Lucienne Peiry, conservatrice de la collection de l'art brut à Lausanne.

Contrairement à Rogues de Fursac, il nie qu'il y ait un style spécifique de la folie. En 1905, son collaborateur le Dr Auguste Marie, aménage à l'asile de Villejuif un petit « Musée de la folie » dont il ouvre les portes aux médecins et aux public.

1.2.4. L'émergence de « l'art des fous »

En deux ans, de 1919 à 1921, le docteur Hans Prinzhorn, a recueilli dessins, manuscrits, peintures, objets crées par les patients dans l'hôpital ainsi que dans d'autres institutions.

La valeur de ces œuvres fut reconnue avec enthousiasme par les avant-gardistes de l'époque. Max Ernst, Paul Klee, Alfred Kubin... furent émerveillés.

Walter Morgenthaler (1882-1965) et Hanz Prinzhorn, écrivent deux ouvrages touchant un large public et qui va révolutionner le statut des aliénés. Ces deux ouvrages soutiennent que la maladie mentale rendrait artiste, ou stimulerait des dons artistiques. Un peu plus tard, Morgenthaler publie en 1921 la vie et l'œuvre d'un schizophrène paranoïde, intitulé *Un malade en tant qu'artiste* : Adolf Wölfli. L'identité de l'auteur est mentionnée complètement, et ne reste pas confidentielle comme le veut l'usage. Le sujet du livre est l'artiste et non le malade : Morgenthaler se penche ici sur son style artistique et non sur ses traits pathologiques.

Suite à l'analyse d'œuvres de la collection du Centre psychiatrique d'Heidelberg, il tente de fonder son raisonnement sur un nouveau concept : *la Gestaltung*. C'est un ensemble de pulsions : pulsion du jeu, de parure, d'ordonnation, d'imitation, de symbolisation et de mise en forme qui permet la manifestation. La gestaltung définit le mouvement dans le processus créateur.

Peu à peu, on ne cherche plus ce « *qu'il pouvait y avoir de fou dans le génie* », comme C. Lombroso l'inculqua jadis, mais ce « *qu'il pouvait y avoir de génial dans la folie* ».

Dans les années 1930, ce rapprochement de l'art moderne et de la pathologie signera l'anéantissement de toutes ces œuvres par les nazis qui les qualifieront d' « art dégénéré » en même temps qu'ils extermineront physiquement les malades mentaux. C'est par exemple le cas de Paul Cézanne, Vincent Van Gogh, Paul Klee considéré comme des « artistes dégénérés ».

1.2.5. L'art brut

En 1948, Jean Dubuffet fonde avec A. Breton, Paulhan, Ratton, Roché et Tapié *la compagnie de l'art brut* qui réunit des productions d'internés, de retraités, de médiums, de prisonniers et de marginaux. Mais A. Breton n'accepte pas cette invasion de « l'art des fous » et la compagnie est officiellement dissoute en 1951. Dubuffet ne comprend pas cette discrimination et affirme qu'il « *n'y a pas plus d'art des fous que d'art des dyspeptiques ou d'art des malades du genou* ». Dubuffet énonce les principes de l'art brut : absence de formation artistique, ignorance de toute tradition culturelle, réinvention des étapes de l'acte créateur, élaboration de l'œuvre dans l'anonymat, développement autarcique des productions. C'est un art spontané, atypique, singulier, autodidacte. La collection d'art brut réunie par Jean Dubuffet trouve enfin sa place à Lausanne en 1976. Très peu des auteurs concernés par cet art brut ont gardé la propriété de leurs œuvres et ont eu une carrière d'artiste, en effet ils sont d'abord des malades et donc protégés par le secret professionnel.

1.3. La naissance des ateliers d'art-thérapie

C'est en 1940, en Angleterre que l'on attribue plus sérieusement l'origine de l'art-thérapie. Le peintre Adrian Hill, tuberculeux et placé en sanatorium, entreprit, durant sa convalescence, un travail sur papier sans but précis qui, au grand étonnement des médecins, lui octroya un rétablissement rapide. Adrian Hill innove une thérapie appliquée à lui-même, c'est une auto art-thérapie. « *Lorsqu'il est satisfait, l'esprit créateur favorisera la guérison au cœur du malade* », écrivit-il. Intéressée par cette approche, la Croix-Rouge britannique l'utilisa avec ses patients.

Aux États-Unis, Margaret Naumberg, enseignante et psychothérapeute, est reconnue comme l'une des pionnières dans le domaine.

Dans son livre *L'art psychopathologique* paru en 1956, R. Volmat reprend les œuvres de l'exposition d'art psychopathologique à l'hôpital Sainte-Anne par le Pr. Delay et fondent ces modalités d'analyse. Mais il ne s'arrête pas à l'analyse et il finira son ouvrage sur *la thérapeutique collective par l'art*.

Le Pr. Volmat créé en 1959, la Société Internationale de Psychopathologie de l'Expression (SIPE).

A partir de 1964, le Dr. Wiart a succédé au Pr. Volmat et met en place un Centre d'Etude de l'Expression (CEE) avec quatre pôles : thérapeutique, recherche, enseignement, documentation.

En 1985, Claude Wiart tentait de synthétiser le concept d'art-thérapie en décrivant deux modalités essentielles pour la pratique de l'art-thérapie : une « thérapie avec l'art », proche des techniques associatives ; une « thérapie par l'art », qui donne une place plus importante au processus créatif.

1.4. L'art-thérapie internationale

Au début des années 70, de nombreuses importations américaines fondées sur la psycho thérapie arrivent en Europe :
- *la psychométrie ou test de créativité* de Michael Wallach et Nathan Kogan
- *le Test de la Pensée Créative* (TTCT) de Paul Torrance

Naissent également des outils français :
- *le Test de créativité* EMC de Georges Meunier (1974)
- *l'Épreuve de classification et de sélection des créativités* de Louis Astruc (1972)
- *le Test d'Art Moderne* de Janine Berret (1976)

Finalement aucun test n'est vraiment retenu par les praticiens œuvrant dans le champ de la clinique et/ou de l'art-thérapie.

Une distance sépare l'art-thérapie française de l'art-thérapie internationale.

Les art-thérapeutes américains (regroupés autour de *l'American Art Thérapy Association*) par exemple ont un discours différent.

Aux États-Unis, une discussion oppose les partisans d'une art-thérapie intégrée à un processus thérapeutique global et ceux d'une art-thérapie spécialisée.

D'autre part, l'utilisation des techniques d'évaluation, où s'affrontent les adeptes d'outils psychométriques plus ou moins classiques appliqués à l'art-thérapie et ceux qui revendiquent l'usage d'instruments développés par des art-thérapeutes pour des art-thérapeutes.

Au Canada, parmi les thérapeutes ayant contribué à l'intégration de l'art dans le cadre de traitements psychiatriques, on peut mentionner Martins A. Fisher, qui a fondé en 1967 le Toronto Art Therapy Institute et, en 1977, la Canadian Art Thérapy Association.

En France, en dépit des programmes de formation offerts depuis les années 1970, l'art-thérapie n'est pas encore très répandue. Il faut attendre 1986, malgré une pratique bien antérieure, pour que le concept soit enfin reconnu par la communauté scientifique au cours d'un congrès international.

L'Angleterre est le premier pays européen où la profession a été reconnue par les services de santé publique, en 1991.

En Allemagne, les assurances couvrent, dans certains cas, les frais de prise en charge, tandis que dans la plupart des autres pays européens, le travail de reconnaissance professionnelle reste à faire.

Les chemins de l'art ont croisé à de nombreuses reprises ceux de la psychiatrie. Au fil du temps ces multiples rencontres ont semé le trouble dans les sociétés. Encore de nos jours, le rapport entre l'art et la folie reste une question non élucidée.

2. État de question

Différent travaux montrent que l'art permet d'avoir une activité soignante. Deux approches s'en dégagent : celle du thérapeute qui contemple l'art ou celle du thérapeute qui agit avec et par l'art. Ces deux aspects caractérisent le contact de l'homme avec l'œuvre d'art, de l'extérieur vers l'intérieur de l'homme pour la contemplation, de l'intérieur vers l'extérieur pour l'action.

La première approche est celle des psychologues et des psychanalystes qui s'intéressent à l'art en abordant les productions artistiques comme des objets d'études et d'interprétations.

2.1. Décryptage psychothérapeutique d'artistes

Le décryptage des œuvres artistiques à travers une grille psychiatrique commence avec Charcot. Il étudie ainsi des œuvres anciennes et après analyses fondées sur des critères psychiatriques, il parvient à détecter des maladies mentales. Il dénote chez certains artistes des névroses hystériques auparavant inconnues, on peut citer parmi les plus connus Giotto, Paolo Uccello, Raphaël, Breughel, Rubens. C'est une sorte de contrôle de l'art par la science.

Freud attachait une grande importance à l'art, il rapproche la constitution des œuvres à celles des rêves, des mythes et des contes, reconnaissant que le contenu d'une œuvre l'intéresse d'avantage que ses qualités plastiques. Freud et les psychanalystes prennent comme objet de leur investigation une œuvre et la met en rapport avec la biographie de l'auteur, afin de dégager quelles problématiques profondes s'y révèlent. Freud dans « Un souvenir d'enfance de Léonard de Vinci » explique à la fois à travers ces œuvres d'arts et sa biographie l'homosexualité platonique de Léonard. A travers ces tableaux Freud parvient à décrypter des symboles dans les œuvres de Léonard et à les interpréter.

Plus récemment, C. Wiart, directeur de la Société Française de Psychopathologie de l'Expression (SFPE), expose en 1967 la codification des œuvres plastiques en vue de leur classification « scientifique » en termes de psychopathologie :

- code d'analyse picturale qui comprend une analyse formelle, format, matière, valeur du sombre et du clair, couleur, la disposition des formes ;

- une analyse sémantique linguistique, scientifique, thèmes de guerre, police, religion...

Toutes ces données sur le tableau aboutissent à un bordereau d'analyse picturale.

Puis indépendamment, un code d'analyse psychopathologique, psychobiographique (parents, fratrie, habitat, études existence adulte), neuropsychiatrique (diagnostic, symptômes...) aboutit à un bordereau d'analyse neuropsychiatrique.

2.2. Psychothérapie à support artistique

Les psychothérapies à support artistique reprennent à leur compte l'idée de «catharsis», employant à cet effet non plus l'hypnose, l'association d'idées ou le rêve, mais l'expression artistique. L'acte créatif permet une libération du contenu de l'inconscient. Il s'agit donc grâce aux supports artistiques de mettre à jour les conflits psychiques qui émergeront par l'expression au sein même de la production.

Cependant le principe thérapeutique ne relève pas d'une simple expulsion purgative du trauma mais également d'une élaboration intellectuelle autour du conflit, permettant sa prise de conscience. C'est par l'œuvre du malade que le thérapeute cherchera à approcher sa réalité psychique. Il suppose donc que la production artistique est porteuse de sens et la compréhension de sa signification nécessite alors une interprétation. Cette façon d'aborder l'œuvre artistique implique de considérer l'art dans son aspect contemplatif.

Aux États-Unis, Margaret Naumberg développe un modèle de psychothérapie à support artistique, d'orientation psychanalytique freudienne. Elle emploie le support de l'image et s'intéresse d'avantage au contenu du dessin qu'à ces caractéristiques formelles. Elle invente une méthode: le «scribble» où l'enfant trouve dans un «gribouilli» initial, une image qu'il complète ensuite. Elle donne aux écoles d'art-thérapie américaines une connotation psychanalytique où le thérapeute lit les dessins de ses patients, selon un code rigide d'interprétation de la signification inconsciente des symboles graphiques de la production artistique.

Ainsi les psychothérapies à support artistique procèdent à la lecture ou l'interprétation d'un matériel considéré comme significatif des contenus de l'inconscient. Le psychothérapeute est pour cela contemplateur de l'art, il ne s'implique pas dans l'acte artistique, c'est ce qui le différencie fondamentalement de l'art-thérapeute.

2.3. La médiation de l'art comme support psychothérapeutique

L'application de cette méthode débute chez les enfants considérant que le matériel verbal chez l'enfant n'est pas suffisant pour une psychanalyse.

Mélanie Klein, pionnière de la psychanalyse chez les enfants, propose une méthode par l'intermédiaire du jeu et du dessin en mettant à disposition une panoplie d'objets susceptibles d'être utilisés symboliquement, elle repère des séquences qui remplace le discours associatif de l'adulte. Par cette technique, l'enfant à la possibilité de projeter sa propre vie fantasmatique.

3. Qu'est-ce que l'art-thérapie ?

3.1. Définition

Il existe de nombreuses définitions de l'art-thérapie, ce qui est d'ailleurs source de confusion. Retenons celle qui est enseignée dans les Universités de Grenoble, Lille, Tours et Poitiers :

L'art-thérapie c'est « *l'exploitation du potentiel artistique dans une visée humanitaire et thérapeutique* ». Richard Forestier précise ce que l'on entend sous chacun des termes de cette définition.

Exploitation : c'est mettre en valeur, tirer le produit du potentiel artistique, c'est l'aspect méthodologique de la prise en charge en art-thérapie.

Potentiel : ce sont la force, l'action et les effets inhérents au phénomène artistique.

Artistique : c'est ce qui est fait de main d'Homme (à la différence de la nature), avec l'intention de tendre vers l'idéal esthétique (dans le sens premier d'avoir la faculté de sentir). Cet idéal esthétique intègre le bon (pulsion et inspiration artistique), le bien (agi artistique), le beau (permanence de l'instant artistique) et engendre des effets.

Visée : c'est tendre vers un but. Ici, c'est tendre vers l'humanité.

Humanitaire : pour le bien de l'homme.

Thérapeutique : qui s'occupe des moyens propres à guérir ou à soulager les malades.

3.2. Expression, communication, relation

L'outil principal de l'art-thérapeute est l'art. En reprenant la première partie, l'art-thérapeute utilise le phénomène artistique comme guide dans son processus de soin.

Nous avons vu que ce mécanisme est caractérisé par deux phases : l'art I (l'expression) et l'art II (art universel). Le passage entre les deux est la phase de transition.

Rappel sur le phénomène artistique :

$$\text{INTENTION} \longrightarrow \text{ACTION} \longrightarrow \text{PRODUCTION}$$

INTENTION :

Elle est présente dans l'art I. Cette production est instinctive et fait appel à la sensibilité et à l'imaginaire de la personne. Les émotions et le plaisir sont manifestés librement.

L'objectif de cette séquence :

- favoriser l'imaginaire, développer les idées trouvées et les exploiter

- permettre l'éveil de la conscience corporelle (être à l'écoute de nos réactions, de la respiration...)

- développer l'attention et la concentration qui favorise l'intérêt porté à la séance et aide à augmenter sa créativité

ACTION :

Elle présente dans la phase de transition. Elle se repose sur l'apprentissage d'un savoir faire, d'une technique. C'est le passage de l'improvisation à la composition ; d'une expression primaire à une expression élaborée par la maîtrise technique.

L'objectif de cette séquence :
- développer les capacités du patient à s'organiser
- à faire des choix
- élaborer des compositions
- permettre la mémorisation

PRODUCTION :

Elle est présente dans l'art II.

C'est le produit fini. L'expression n'est plus archaïque mais construite et ordonnée. Cela implique la fin du processus, le résultat obtenu est montré à un public.

L'objectif de cette séquence :
- obtenir la capacité d'implication en tant qu'interprète de la production (dans le fait que la personne fasse le mieux qu'elle peut) et en tant que spectateur (qu'elle prête attention à ce qui est fait)
- accepter le regard de l'autre et respecter celui qui interprète
- renforcer la capacité d'écoute et de concentration

L'art-thérapeute dans le cheminement du phénomène artistique, expérimente ces situations et suit le processus d'intention-action-réalisation.

Il accompagne le patient dans le processus et l'aide donc à élaborer et réaliser un projet.

Comme nous l'avons vu plus haut, il existe un lien d'interdépendance entre les 3 stades du processus du phénomène artistique, ainsi en reprenant et complétant le schéma initial du phénomène artistique, nous obtenons:

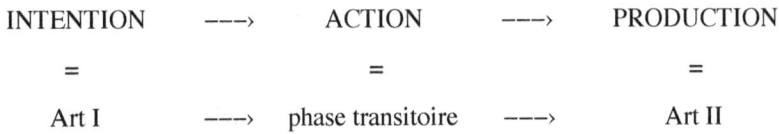

INTENTION	--->	ACTION	--->	PRODUCTION
=		=		=
Art I	--->	phase transitoire	--->	Art II

En reprenant chaque égalité:

INTENTION = Art I

L'intention c'est le désir d'une expression archaïque (art I):

Le mot clef ---> EXPRESSION

ACTION = phase transitoire

C'est une façon de passer à une expression ordonnée pour pouvoir communiquer avec son entourage.

Le mot clef ---> COMMUNICATION

PRODUCTION = Art II

C'est l'œuvre d'art, le produit fini montré à son public qui évoque la relation.

Le mot clef ---> RELATION

On obtient le dernier schéma :

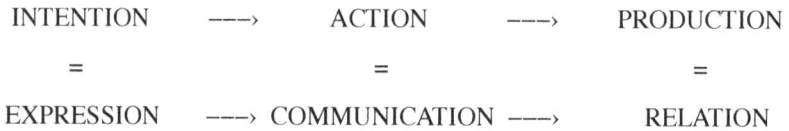

INTENTION	⟶	ACTION	⟶	PRODUCTION
=		=		=
EXPRESSION	⟶	COMMUNICATION	⟶	RELATION

EXPRESSION :

L'homme reçoit des informations extérieures par les sens. Ces impressions provoquent une stimulation des facultés mentales comme la mémoire, l'imaginaire ou l'intelligence, ce qui peut produire une réaction corporelle qui peut être brute (rougissement cutané, un cri, une phrase verbalement formulée), soit une réaction complexe comme l'activité volontaire dirigée vers une production telle qu'une œuvre peinte. Il s'agit là du pouvoir expressif de l'art.

COMMUNICATION :

La communication suppose d'une part l'existence d'un individu « émetteur » et d'un individu « récepteur » de l'expression de l'individu « émetteur », et d'autre part la capacité pour l'individu « récepteur » d'une réponse en retour. Il devient à son tour émetteur pour un individu récepteur. La communication suppose donc l'existence de deux fonctions distinctes l'émission et la réception, assumées par deux personnes qui échangent alternativement leurs rôles.

RELATION :

L'artiste produit une œuvre dans le but de la présenter à un public connu ou inconnu. Il y a une relation qui s'instaure entre l'artiste et le public.

L'art-thérapie utilise ces propriétés de l'art pour le mieux être de personnes malades.

4. Quel regard clinique en art-thérapie ?

4.1. L'art peut-il soigner ?

Le célèbre tableau d'Edward Munch, le cri, est bien l'expression de la souffrance de l'artiste à la face de l'humanité. Antonin Arthaud confirme cette hypothèse lorsqu'il écrit : « *nul n'a jamais écrit ou peint, sculpté, modelé, inventé que pour sortir, en fait de l'enfer* ».

Ainsi l'art deviendrait un moyen de supporter l'existence, en permettant l'expression d'un symptôme, d'une pulsion, offrant une dimension cathartique.

L'expression de la vie intérieure du malade retranscrite vers l'extérieur via la production artistique ne peut être qu'authentique, le malade est un artiste qui ne peut pas tricher. Pour Freud, l'art représente l'un des moyens pour effectuer le passage menant à l'inconscient, comme le rêve mais à la différence de celui-ci, l'art est plus organique, et plus accomplie du point de vue de la création. Un homme malade est un artiste « *volontaire et déterminé grâce, entre autres, aux moyens adaptés de l'art-thérapie, la maladie devient la chose à combattre par le malade lui-même* ». P.-L. Lacambre.

Une activité artistique recrée un lien entre la réalité et l'activité psychique. Pour un malade mental, nous verrons que même si ces facultés sont altérées par des troubles psychiatriques, une expression artistique est toujours possible. Mais, bien entendu, l'art ne permet pas de guérir mais participe aux soins, plus précisément, « *l'art-thérapie s'adresse aux parties saines du malade* » (Dr. J.P. Chevrolier) afin que cette « *partie saine* » prenne la majorité, et refoule la partie malade. Par conséquent l'art n'est pas une thérapie en soi, mais par ses effets, pour le malade, il est thérapeutique car il permet une redécouverte voire une découverte de la sensorialité. L'art donne l'occasion au malade de se concevoir en tant que sujet normal non malade.

Si l'art est thérapeutique par ses effets, l'art-thérapie a pour but de les appliquer en s'intégrant dans le projet thérapeutique de l'équipe soignante. Dans certaines pathologies graves nécessitant un traitement médicamenteux, l'art-thérapie peut ouvrir la porte à cette prise en charge lorsqu'il existe une réticence de la part du malade. L'art-thérapie jouerait le rôle d'un tremplin lorsqu'une prise en charge initiale, une psychothérapie verbale ou un traitement médicamenteux, est difficile à assumer de la part du patient.

4.2. L'ouverture sur le monde

L'efficacité thérapeutique de l'art-thérapie tient au fait qu'elle s'inscrit dans le cadre de plusieurs types de rencontres : rencontre entre un thérapeute et un patient, rencontre des sujets et la matière, et parfois rencontre avec le monde extérieur à l'atelier.

« En restaurant et revigorant la qualité de la fonction existentielle du patient et en lui donnant les moyens d'une expression et communication véritables, l'art-thérapie le rend responsable et autonome ». R. Forestier.

L'art comme nous l'avons vu dans la partie précédente, c'est un moyen universel de partager un moment esthétique, c'est un outil de rencontre avec autrui, de relation donc et par voie de conséquence de communication. Mais pour que cette ouverture au monde soit effective, il faut un guide compétent, sans quoi cette tentative serait non viable. Les fondements de cette thérapie doivent être solide, l'art-thérapeute devra agir en professionnel et devra connaître suffisamment ce dont souffre le malade afin de pouvoir exploiter et manier au mieux son outil de travail. L'art-thérapeute, ne peut être par conséquent ni un artiste, car il lui manquerait des notions médicales relatives à la pathologie et nécessaire pour envisager des objectifs, ni un thérapeute médical ou paramédical, car il lui manquerait les compétences artistiques.

À chaque maladie, et à chaque personne correspond un objectif thérapeutique adapté. Nous verrons plus loin, que le travail d'analyse d'un art-thérapeute est très rigoureux, travaillant avec un système de grille. Il est important de rappeler que la production terminée, ne doit en aucune manière faire l'objet d'une œuvre d'art devant avoir une qualité esthétique, ce n'est pas un but en soi, car l'objectif est le mieux-être d'un patient.

L'art-thérapie exploite ainsi des moyens thérapeutiques originaux qui viennent compléter les activités médicales.

4.3 Indications

Les principales pathologies concernées

- Les pathologies névrotiques ; lorsque l'expression verbale n'est pas un mode d'échange par exemple les enfants chez lesquels l'introspection est souvent difficile, comme pour les adolescents, souvent réfractaires à l'approche psychothérapeutique classique ;

- les troubles du comportement alimentaire, que ce soit de l'anorexie, de l'anorexie-boulimie, ou de la boulimie, en effet l'approche psychodynamique a prouvé son inefficacité dans ces cas-là ; l'utilisation d'une médiation, parallèlement à une prise en charge alimentaire permet de mieux faire face aux difficultés ;

- les états dépressifs en dehors des périodes d'inhibition intense ;

- les psychoses maniacodépressives ;

- l'Autisme ;

- les schizophrénies, des thérapies au long cours sont souvent indispensables pour qu'un processus de changement s'amorce ;

- les états démentiels, l'accent est mis sur l'aspect relationnel et culturel, sur l'amélioration des cognitions et des déficits des fonctions supérieures ;

- les accidents vasculaires cérébraux, les traumatismes crâniens, le cancer concernant les maladies somatiques.

Cette liste est bien évidemment non exhaustive, et le choix d'une indication d'art-thérapie doit passer par une évaluation, c'est-à-dire déterminer la pertinence de l'utilisation d'une médiation thérapeutique, choisir la médiation la plus adaptée, orienter vers une prise en charge individuelle ou groupale. Attention l'art-thérapie n'est pas une thérapie ouverte à tous sans restriction. Il n'existe a priori aucun critère clinique permettant de présager de l'émergence d'une vocation artistique ainsi des patients qui auraient pu se révéler par l'art-thérapie en seront privés, s'ils ne font pas la rencontre d'ateliers et à l'inverse d'autres n'en tireront jamais profit car il ne sont pas fait pour cette confrontation avec l'art.

5. Choisir la médiation la plus adaptée

5.1. Dominantes en fonction des pathologies

Certaines dominantes artistiques possèdent des qualités inhérentes exploitables selon une pathologie. Il paraît évident que pour un groupe de malvoyants la peinture ne soit pas adaptée, le choix de l'activité artistique pour des handicaps physiques semble plus clair que pour les troubles psychiques.

Contrairement aux soignants qui associent un traitement à une maladie avec des variantes cependant en fonction de l'évolution de la maladie, en art-thérapie, chaque personne est unique et on ne peut pas imaginer une correspondance mathématique. L'indication artistique ne peut s'envisager qu'en théorie. C'est pourquoi on notera un travail préliminaire d'analyse, d'observation chez l'art-thérapeute avant d'enclencher l'atelier. C'est à l'art-thérapeute d'adapter sa pratique à la pathologie et d'en tirer un maximum de bénéfice pour le patient.

Si les indications sont arbitraires, les contre-indications n'existent pas réellement. L'art-thérapeute doit rester à l'écoute de la personne en sachant que les effets peuvent être aussi bien négatifs ou positifs. Ainsi une dominante musique peut être instauré dans un groupe de déficients auditif, si ceux-ci ne peuvent pas entendre ils peuvent néanmoins percevoir des vibrations. En art-thérapie, ce qui est thérapeutique c'est l'activité en elle-même, le résultat importe peu car le but n'est pas de changer les personnes souffrantes en artistes.

5.2. Cas pratique

Dans son mémoire à dominante arts plastiques chez des personnes dépressives, Florence Cardin, note les limites de l'orientation unique d'une activité. Un membre de son groupe refusait catégoriquement de pratiquer les arts plastiques, celle-ci préférant le chant et la musique. Florence Cardin constate ainsi les limites de l'art-thérapeute et s'interroge sur la pluridisciplinarité. Florence Cardin n'étant ni musicienne, ni chanteuse, ne pouvait prendre cette personne en charge. Il ne faut pas uniformiser les patients, et les ranger dans la même catégorie, on ne peut forcer une personne à faire de la peinture alors qu'elle n'a jamais toucher un pinceau ou apprécier un tableau.

Florence Cardin, note que d'autres activités artistiques développent des potentialités que les arts plastiques ne permettent pas de développer. L'art-thérapie à support d'argile permet de rétablir la communication auprès des personnes dépressives. L'argile est un élément de modelage qui s'appuie sur le jeu, l'espace et le geste ce qui donne vie à une expression.

Pour Jean Brousta, l'atelier d'expression thérapeutique doit développer un dispositif interlangagier, par exemple, la gestualité du corps dans un atelier de peinture ou une possibilité de dessiner dans un atelier de théâtre.

Le choix de la médiation est bien entendu la résultante des compétences de l'art-thérapeute et des goûts du patient, mais aussi en fonction de la pathologie du malade.

5.3. Les différentes médiations utilisées

La médiation artistique repose donc sur la communication non verbale. En règle générale les médiations proposées sont la musique, le théâtre, la danse, l'écriture et les arts plastiques. La médiation la plus utilisée reste les arts plastiques mais les modalités de fonctionnement sont applicables à toutes les pratiques artistiques mises en jeu.

«L'art-thérapie s'adresse à tous les arts sans exception qu'elle transforme en voies, ce qu'ils n'avaient pas forcément pour vocation». J.-P. Klein.

5.3.1. L'œuvre est indépendante de son créateur :
c'est une trace qui subsiste après l'acte créatif

Le dessin, la peinture, le collage, le modelage sont très utilisés en art-thérapie. Ils favorisent la vie psychique, pour la peinture par exemple une adolescente autiste évoquait son désir de «rentrer dans la toile» pour se l'approprier.

En effet, un artiste peintre, va dans un premier temps, intérioriser les formes, les couleurs c'est-à-dire ce qu'il voit dans son environnement, il met en contact ces formes avec son imagination. Puis ces impressions, il les retranscrit sur un support car il va éprouver le besoin de le faire partager. C'est l'expression à but esthétique.

Comme nous l'avons vu pour le phénomène artistique, l'expression introduit la relation. L'œuvre est un réservoir de ce qui constitue l'artiste et sert d'interface entre l'artiste et la société.

Les arts plastiques améliorent l'estime de soi. Une production artistique réussie est valorisante.

Les arts plastiques procurent un plaisir esthétique, la contemplation correspond au plaisir de voir quelque chose de beau, et l'action artistique correspond au plaisir de faire quelque chose de beau.

Des ateliers d'écritures jouent du rapport personne et fiction. Au même titre que la peinture, la thérapie se place soit du côté de l'action où par exemple le thérapeute devient un scribe et se laisse dicter des histoires, ou de la passivité dans le cas de la bibliothérapie permettant de partager des émotions suscitées par des lectures.

La photographie joue sur l'espace et le temps, met en scène. L'art-thérapie à dominante photographie peut se servir de toutes les techniques photographiques, de toutes les images qui peuplent la vie quotidienne de l'homme. Elle exploite ainsi la photographie argentique, le polaroïd, le raté photographique, le photocopieur, les appareils jetables, les images trouvées dans des magazines…

C'est un véritable instrument de création pour les personnes en difficulté, depuis la prise de vue jusqu'au travail sur la matière photo.

5.3.2. L'œuvre comme partie intégrante du créateur :
les arts spatio-temporels

Le théâtre :

La théâtralisation thérapeutique, comme purification de l'âme, on retrouve ici la catharsis d'Aristote.

Danse & musique :

La musique, les sons et les fréquences sonores ne nous laissent pas indifférents car ils révèlent et réveillent nos sentiments ; joie, allégresse, tristesse, douleur, désespoir.

La musique et les sons sont utilisés pour tenter d'ouvrir des canaux de communication quand des mots ne peuvent être mis sur des maux ou que les mots ne suffisent plus.

Il n'existe pas une seule méthode de musicothérapie mais des pratiques très diverses. Les auteurs classent cependant les techniques en deux versants principaux : celles à dominante réceptives (centrées sur l'écoute musicales) et celles à dominante de créativité (sur la base de la production sonore et/ou musicale) et d'expression, dans ce cas les musicothérapeutes auront pour tâche de trouver ce qui convient le mieux à l'oreille des patients.

La danse est une activité psychomotrice où le danseur matérialise la musique dans sa corporéité. La danse, par le mouvement influe sur l'image du corps, permet une gratification sensorielle, elle évoque la restauration narcissique valorisante, l'objectif étant la valorisation de l'estime de soi.

Malgré la diversité des approches théoriques et pratiques, on peut dégager aujourd'hui trois tendances essentielles :

- *dance-movement-therapy* américaine qui s'appuie sur les techniques de la danse contemporaine ;

- l'expression primitive, telle qu'elle a été conçue par ses fondateurs, est une danse collective et dynamique qui associe le chant et la danse ;

- enfin un troisième courant alliant à la fois les techniques issues de la danse contemporaine et un travail de conscience corporelle.

La danse liée à la musique affine les sens, elles donnent à voir et à être vues, à entendre et à écouter.

Encore une fois ce n'est pas une liste exhaustive, il existe autant de médiations que de courants artistiques que d'art-thérapeutes.

III. LES COMPÉTENCES SPÉCIFIQUES DE L'ART-THÉRAPEUTE

1. Qu'est-ce qu'un art-thérapeute ?

Un artiste ?

- c'est-à-dire une personne ayant une sensibilité et une émotion fines et éduquées avec un moyen d'expression maîtrisé

- ayant une aptitude à utiliser n'importe quel moyen d'expression ayant un développement de différents types de perceptions sensorielles

Un pédagogue?
- ayant une aptitude à susciter et suivre une progression dans la démarche
- ayant un pouvoir imaginatif développé, étant capable d'exploiter une situation

Un membre de l'équipe soignante?
- c'est-à-dire qu'il met en place de manière rigoureuse un protocole de travail thérapeutique propre à chaque patient. Cette «thérapie» est précédée d'un travail d'analyse en collaboration avec l'équipe soignante
- une connaissance médicale sommaire mais suffisante pour exercer sans lacunes, pour ne pas faire fausse route

C'est un artiste doublé d'un soignant qui ne recherche dans les productions du patient aucun esthétisme: seul compte le résultat. L'art-thérapeute se doit, lui, d'être esthétique dans sa pratique, pour mieux engager le patient à l'imiter. Etre soignant c'est savoir déceler les potentialités du patient au détriment de ses déficits.

L'art-thérapeute utilise l'activité artistique pour activer ou ré-organiser le processus d'expression, de communication ou de relation. Il sait exploiter le pouvoir et les effets de l'art pour les avoir pratiquer lui-même. Un artiste qui sait provoquer, contrôler les effets de l'art chez un malade est un art-thérapeute, c'est-à-dire qu'il propose son action dans un contexte de soins.

Sa compétence professionnelle est fondée sur la rigueur thérapeutique et l'esprit scientifique.

Sa méthode de travail répond à des objectifs thérapeutiques précis qu'il aura lui-même déterminés en lien avec l'objectif général de l'équipe paramédicale.

Il est important de bien définir les compétences professionnelles d'un art-thérapeute car au cours d'une enquête sur un échantillon de 567 sujets se reconnaissant dans le champ «art et psy», simplement 150 praticiens s'attribuent la qualification d'art-thérapeute, en d'autres termes le rapport art-thérapeutes / non art-thérapeutes représente 32,6%. (J.-L. Sudres, P. Moron, G. Roux, Les annales Méd. Psychol.)

2. La communication…

2.1. …entre l'art-thérapeute, l'œuvre comme médiateur, le malade

L'art-thérapeute ne doit pas être tenté d'accorder à l'expression non verbale plus d'importance qu'à la parole, son rôle n'est pas d'interpréter verbalement le ressenti visuel. Cette expression non verbale nécessite un intermédiaire, une traduction.

L'art-thérapeute avant de tisser un lien avec le malade, utilise comme médiateur l'œuvre. Cette œuvre permet d'unir l'art-thérapeute et le patient, ayant trouvé un sujet commun, c'est-à-dire la création, l'observation, l'analyse, la contemplation, le premier pas est franchit. Mais l'art-thérapeute ne doit pas demander d'explications, il doit s'abstenir de ses propres projections, il doit juste observer le processus de création de l'œuvre et en déduire les caractéristiques du style typique au patient: la forme, la couleur, la composition. Ces trois caractéristiques de l'œuvre finie permettent une analyse phénoménologique et le processus de la création est noté sur la une fiche d'observation, fiche qui servira dans les études de cas lors d'une réunion de synthèse.

L'art-thérapeute favorise également la relation entre le malade et son œuvre: il facilite le développement de l'imagination, met à l'écart les comportements de critique et de dévalorisation, et met en exergue le caractère unique de l'œuvre, développe les processus d'appropriation.

Si en psychiatrie, l'évaluation clinique se base pour une grande partie sur la parole, le comportement, l'anamnèse* et la vie sociale du patient, l'expression non verbale est une source supplémentaire d'information.

2.2. ...entre l'art-thérapeute et l'équipe soignante

L'équipe soignante est constituée du médecin-chef, assistants, internes, thérapeutes, psychologues, infirmiers, stagiaires...

Il existe différents procédés :

- les équipes soignantes ne participent pas aux ateliers. Pour établir la communication, sont organisées des synthèses périodiques. Le support des observations du malade s'appuie sur une fiche d'analyse mais également sur l'œuvre de celui-ci. Il est au préalable nécessaire de demander au malade l'autorisation de montrer son œuvre.

- un ou plusieurs membres de l'équipe soignante viennent participer aux ateliers, devenant des co-thérapeutes. Avec cette méthode, le dialogue entre les deux équipes semble plus harmonieux.

3. La formation professionnelle

Actuellement non reconnue par l'état français, la profession d'art-thérapeute chemine dans le paradoxe et la confusion.

J.-L. Sudres, met en évidence quelques points négatifs sur la profession d'art-thérapeute en France :

Devant la multiplicité des associations, des groupements et des fédérations professionnelles, la rivalité s'accroît du fait de leurs orientations théorico-pratiques divergentes. La divergence se retrouve également quand au choix des dénominations professionnelles, en effet les art-thérapeutes français se baptisent tantôt «animateur d'atelier d'expression », tantôt « animateur thérapeute d'atelier à médiations expressives », « animateur art-thérapeute »...On pourrait dire qu'il y a autant de courants d'art-thérapie que de courants artistiques. Les art-thérapeutes sont eux-mêmes pris dans leurs dispositifs personnels sans admettre la nécessité d'une remise en cause pour unifier la discipline afin que ce soit un moyen de soin reconnu. (F. Granier)

L'article 4 du décret du 15 mars 1993, relatif aux actes professionnels et à l'exercice de la profession d'infirmier, stipule que les infirmiers doivent participer « au sein d'une équipe pluridisciplinaire aux techniques de médiation à visée thérapeutiques ». Guy Lafargue et le Dr Brousta, avaient participé à la création d'un Certificat de Formation Approfondie à l'Animation d'Ateliers d'Expression à Visée Thérapeutique s'adressant essentiellement aux soignants des institutions psychiatriques, ainsi qu'aux personnels de l'éducation spéciale et du travail social. Plus d'actualité aujourd'hui, ce certificat existait depuis 1975.

Il faut valoriser la profession d'art-thérapie, en faire un Diplôme d'État selon J.-L. Sudres, pour éviter que celle-ci soit « reléguée au simple rang de spécialité, voire de sur-spécialité ».

De plus, une vacuité législative se traduit par une absence de reconnaissance officielle de la profession, même si certains Diplômes Universitaires ont obtenu une homologation de niveau II (licence-maîtrise), cela reste sans grand impact puisque la profession d'art-thérapeute n'intègre pas la convention collective sur le terrain du médico-psycho-social.

La profession ne possède pas non plus d'annuaire professionnel.

Pour améliorer la situation et reconnaître la situation les auteurs proposent de mener une information auprès de publics ciblés (usagers, soignants, étudiants, etc.), d'aligner le niveau et le contenu des informations sur les standards anglo-saxons, d'effectuer des travaux théorico-cliniques avec des méthodologies scientifiques, de fédérer en un groupement représentatif les divers organismes professionnels.

4. Où trouver un art-thérapeute ?

Les art-thérapeutes travaillent dans différents secteurs tants privés que publics :

Les milieux de la santé : hôpitaux généraux et psychiatriques

Les services sociaux : Centre de jeunesse, Centres d'Aide par le Travail (CAT)

L'éducation : écoles, universités, Instituts MédicoEducatifs (IME)

Des services communautaires : Centre interculturels, ateliers

En 1996, le n°4 de la Revue *L'information Psychiatrique* : Psychiatrie de secteur et culture, donne la parole à des associations comme celle de Roger Gentis, « Aloise ». Celle-ci fut fondée en 1984, puis se sont développées les associations suivantes : Icare (Bordeaux), Passage (Libourne), Arimage (Corbeil-Essonnes), Entracte (Aix en Provence), Maison d'Antonin Artaud (Lille), Maison de expressions (Montpellier).

Toutes ces associations mettent en œuvre des sites de création et de culture, afin de favoriser dans la cité la reprise de relations des personnes (encore soignés à des degrés divers) avec la vie de la cité.

5. Le code de déontologie

Il n'existe pas de code unique de déontologie, pratiquement chaque association possède son propre code. Quelques exemples sont énumérés ci-dessous :

5.1. La guilde AFRATAPEM des art-thérapeutes

Une guilde est un nom désignant au départ une assemblée de personnes pratiquant une activité commune, et dotée de règles et privilèges précis. Récemment le terme désigne une association privée ayant un but précis.

Les guildes ont une hiérarchie claire et définie avec un chef et plusieurs rangs hiérarchiques.

C'est un regroupement professionnel d'art-thérapeutes praticiens doté de règles spécifiques comprenant ce règlement et un code de déontologie Art-thérapeutique. Sont membres de la guilde, des art-thérapeutes dûment diplômés d'un organisme officiel scientifique français et qualifiés ayant au moins deux années de pratiques professionnelles et une activité artistique régulière.

5.2. Le code de déontologie de la Fédération Française des Art-thérapeutes (F.F.A.T)

La Fédération Française des Art-thérapeutes (F.F.A.T) est un collectif de réflexion et de construction de la profession d'art-thérapeute, se référant à un code de déontologie. Elle se compose de membres actifs (professionnels dans l'exercice de leur pratique), de membres sympathisants (étudiants en art-thérapie, personnes ayant un lien avec l'art-thérapie ou art-thérapeutes non en exercice).

Les objectifs :

- faire évoluer le statut professionnel de l'art-thérapeute et aider à son application.

- Promouvoir la reconnaissance des processus thérapeutiques appliqués par les art-thérapeutes.

- Définir dans un esprit de recherche les buts de la profession d'art-thérapeute, aider a leurs applications, promouvoir les liens entre les approches se référant à l'art-thérapie, en fonction de son éthique.

5.3. Le code de déontologie de L'Association des Art-thérapeutes du Quebec
(AATQ)

L'AATQ encadre la pratique de ses membres professionnels par un code de déontologie et des normes de pratique. Ce code de déontologie a été établi dans l'intention de protéger l'intérêt des patients qui utilisent les services d'un art-thérapeute. Pour l'AATQ, il est important que le public soit informé de ses droits. De plus, ce code de déontologie établit des «standards de formation», c'est-à-dire des normes ou règlements de la formation professionnelle assurant de la plus récente information concernant l'art-thérapie et la pratique de la psychothérapie.

5.4. Le code de déontologie de l'Association Professionnelle Suisse des Art-Thérapeutes
(APSAT)

Le code a été adopté par l'association comme une définition des devoirs et des valeurs à appliquer par les membres de l'APSAT. Ce document évoque le secret professionnel, les obligations de l'art-thérapeute envers le patient et la profession, le devenir des productions artistiques, les responsabilités de l'art-thérapeute envers les étudiants.

5.5. Le code de déontologie de PROFAC :
Centre de psychologie clinique appliquée en Arles

Pour éviter les dérives dans le champ de la formation professionnelle, PROFAC est à l'origine d'un code de déontologie transmis à tout organisme ou à tout particulier s'engageant dans un processus de formation sous sa responsabilité.

IV. MÉTHODES DE TRAVAIL

Les mémoires pour l'obtention du Diplôme Universitaire d'art-thérapie et l'observation d'ateliers m'ont permis de comprendre la démarche des art-thérapeutes. Rien n'est effectué au hasard, le protocole est suivi et analysé rigoureusement.

1. Corrélation entre la maladie et la technique artistique

Avant toute intervention, l'art-thérapeute réfléchi à la méthode artistique qui serait la plus adaptée aux troubles dont souffre le patient. Une étude préalable est à envisager.

Par exemple, Lætitia Trifault, animant un atelier d'enfants atteints de trouble neurolinguistique, choisit les arts plastiques. En effet, ces enfants se trouvent dans une situation de dévalorisation, entraînant une perte de confiance en soi et d'estime de soi par leurs troubles de l'expression. Son travail a donc consisté par le biais de la pratique des arts plastiques, à offrir à ces enfants un moyen privilégié d'expression, autre que verbal.

Mélanie Chaigeau a choisi la danse pour un enfant présentant des troubles de la relation. Cet enfant semble communiquer de façon non verbale avec le monde extérieur, il s'isole souvent. La danse permet d'établir une relation avec autrui et provoque la reconnaissance de l'existence d'autrui.

Valérie Dremierre s'occupe d'adolescents autistes. Pour animer son atelier elle choisi le graphisme. Le graphisme est un moyen influent d'expression visuelle, il est porteur de sentiments modernes qui imprègnent la société et attire d'avantage les adolescents. Cette technique utilisée dans un atelier permet d'engendrer le lien social et rompre l'isolement.

2. Les renseignements préalables

Quelque soit l'endroit dans lequel l'art-thérapeute exerce (centre associatif, centre de rééducation, foyer d'accueil, CHU...) une approche médicale est de rigueur, afin de partir sur de bonnes bases.

Le dossier médical n'est pas toujours accessible, mais les renseignements peuvent provenir de témoignages de proches ou du personnel soignant présent dans la structure.

Cette connaissance médicale est indispensable pour éviter des confusions et permettre d'avancer plus vite.

Un patient atteint d'un handicap physique que l'art-thérapeute ignore peut orienter l'art-thérapeute vers une fausse piste et ce handicap se présentera donc comme un obstacle à l'avancée de la thérapie. Par exemple un patient atteint de surdité présentera des réactions normales une fois qu'on a pris connaissance du trouble (ne répond pas quand on l'appelle) mais en absence de connaissance, l'art-thérapeute interprétera ces signes d'une autre façon (hostilité à participer, manque de motivation...) et désorientera tous ses fondements.

Une thérapie associée : la chimiothérapie

Les effets des médicaments doivent toujours être pris en compte et évalué. En négliger la portée fausserait toute compréhension et toute intervention. Par exemple, les neuroleptiques entraînent des troubles extra-pyramidaux prédominant sur la motricité de la racine des membres, ceci ce matérialisera physiquement, l'art-thérapeute parviendra donc à le détecter. D'où l'importance pour l'art-thérapeute d'avoir des notions pharmacologiques, pour comprendre certains comportements et son influence sur les productions artistiques des malades. Les art-thérapeutes notent à quel point des modifications de traitement peuvent entraîner des transformations spectaculaires du style chez un même patient.

3. Constitution des groupes, fréquence et durée des séances

Des critères d'admission doivent être clairement identifiés : choix de l'âge, choix des pathologies, les capacités de compréhension rentrent en jeux afin de comprendre des consignes simples, les capacités d'interactions suffisantes pour tolérer la présence d'autrui. Plusieurs types existent, sous forme de séance individuelle ou en groupe restreint (3-4 personnes au maximum), des groupes plus nombreux de 6 ou 7 personnes existent en vue d'une thérapie de soutien.

Les séances sont généralement hebdomadaires, la durée est difficile à évaluer car elle dépend de l'activité mais en règle général environ 45 minutes.

Les espaces doivent être clairement délimités, les temps d'accueils c'est-à-dire les temps collectifs sont privilégiés afin de provoquer des interactions entre les participants.

4. La période d'observation

Au cours de cette période d'observation, l'art-thérapeute va tenter de percevoir un attrait particulier du patient envers une activité, et tente par conséquent de trouver le moyen artistique qui permettra d'établir une relation.

Par exemple, Laetitia Triffault, animant un atelier d'art-thérapie auprès d'enfants atteints de trouble neurolinguistique, met à disposition durant sa période d'observation, une variété de papiers, différents outils de peinture, de la colle, des ciseaux...ainsi du matériel simple mais varié permet à l'enfant de faire des choix, des découvertes sensorielles. Ces choix permettront par la suite de trouver une orientation à l'atelier.

Durant ces premières séances, l'accent est mis sur l'accueil, sur la prise de contact, l'observation pour déterminer les principales difficultés.

5. Mise en place du protocole

Ce protocole est l'ensemble des éléments qui constitue l'intérêt, la faisabilité et la réalisation de l'activité thérapeutique auprès des patients.

Avant toute chose, un objectif thérapeutique doit être déterminé, puis l'art-thérapeute réfléchit au moyen pour y parvenir : il établit un cheminement thérapeutique.

5.1. Le cheminement

Le cheminement thérapeutique est l'organisation de la thérapie. En considérant le continuum de l'atelier, la mesure de ce temps s'effectue par des abréviations T, soit T1 la première séance d'atelier, T2 la deuxième…

5.2. Le site d'action

Lors de ce cheminement, l'art-thérapeute peut localiser des situations caractéristiques de difficulté, sur lesquels il doit s'arrêter pour progresser en tentant d'éliminer cette difficulté.

Cette localisation correspond à un site d'action.

Par exemple à la séance T4, le patient montre une difficulté à réaliser le travail, ce qui entraîne une gène par rapport aux autres qui y parviennent et par voie de conséquence un manque de confiance en soi.

5.3. Les niveaux d'organisation

Le constat des sites d'action entraîne la réflexion, l'analyse pour modifier sa méthode et enfin proposer des activités pertinentes afin de les dominer.

A chaque site d'action un objectif intermédiaire est définit et la manière d'y accéder sera le niveau d'organisation.

Par exemple à la séance T4, le site d'action est le manque de confiance en soi, l'objectif intermédiaire est de retrouver une estime de soi, et pour y accéder le niveau d'organisation peut être un changement d'activité pour ce patient et d'autres membres du groupe pour éviter l'isolement du patient.

Mais la résolution du site d'action n'est pas toujours aussi simple et il est fréquent que les niveaux d'organisation se succèdent en plusieurs strates avant d'aboutir à l'objectif intermédiaire.

Ces points en question qui perturbent la progression vers l'objectif intermédiaire sont dénommés cible. Les cibles peuvent apparaître à tous les niveaux d'organisations.

5.4. L'objectif général et l'objectif intermédiaire

L'objectif général est l'objectif thérapeutique que l'atelier d'art-thérapie doit atteindre.

Cet objectif doit s'inscrire dans le projet thérapeutique de l'équipe soignante. C'est l'un des éléments majeurs qui contribuent au rétablissement du patient.

Pour atteindre l'objectif général, des objectifs intermédiaires peuvent apparaître, ils sont localisés dans les sites d'actions et concevables avec les niveaux d'organisations.

5.5. Pour tendre vers l'objectif, l'art-thérapeute utilise un outil d'évaluation précis : la fiche d'observation

La fiche d'observation est une mémoire, un élément synthétique, un moyen de contrôle et de vigilance de l'action thérapeutique. (**Annexe 8 et 9**)

Elle doit être adaptée à la situation (la fiche d'observation en maison de retraite n'est pas la même qu'en psychiatrie).

Chaque prise en charge a sa fiche d'observation. Il existe une fiche d'observation par séance, après chaque séance l'art-thérapeute rempli cette fiche et note de surcroît d'autres informations utiles.

Les fonctions de la fiche :

Elle amène l'art-thérapeute à être vigilant sur des aspects qu'il aurait pu omettre. D'une séance à l'autre, l'art-thérapeute prévoit une activité, mais il a également le devoir de se laisser surprendre par des faits inattendus. Le décalage qui va exister entre ce qui était prévu et ce qui se passe réellement est un élément important dans la dynamique de la prise en charge.

- Elle permet de consigner et de gérer les informations que l'art-thérapeute pourrait oublier ou déformer : c'est une mémoire.

- Elle met en évidence les éléments de l'évaluation.

- Elle permet la gestion des informations.

- Elle permet d'effectuer un recentrage permanent de l'activité tant sur ces objectifs que sur la nature de l'intervention.

5.6. Le choix des items

L'item est la plus petite unité appréciable d'un niveau d'organisation et il caractérise une difficulté à éliminer.

Il se rapporte à des faits précis. Un item peut être abordé de façon quantitative, qualitative, fonctionnelle ou descriptive.

Un item quantitatif sera apprécié en mesure, nombre, temps, poids etc... c'est-à-dire avec des unités mesurables.

Pour illustrer ces notions théoriques, je me suis inspirée du travail réalisé dans le mémoire de Mélanie Chaigneaux lors d'une étude de cas :

Par exemple le patient a tendance à éviter les regards, l'item choisi est donc le nombre de regard échangé. Mais durant toute une séance la difficulté est de chiffrer le nombre de regard échangé entre l'art-thérapeute et le patient, une option alternative peut-être adopté en proposant des cotations dans un tableau.

Par exemple : 0   --->   aucun regard échangé

                 X   --->   un regard parfois

               XX --->   souvent un regard échange

Un item relatif à la qualité, la fonction comme le plaisir, le sourire, la richesse d'une communication, seront appréciés, évalués mais bien sur ces mesures ne peuvent être chiffrées. Elles utilisent des termes progressifs (- ou +) ou d'autres tout aussi adaptés à la mesure de l'item.

Par exemple : l'item peut-être l'attitude du patient pendant la séance. Divers propositions peuvent s'adapter à l'item, bien souvent l'art-thérapeute établit un tableau avec différentes propositions possibles.

Exemple d'un tableau possible pour l'item « attitude » :

Participation	refusée	réticente	hésitante	acceptée	enthousiaste
Thymie*	geste d'humeur	mauvaise humeur	humeur égale	bonne humeur	
Début du travail	après aide	après stimulation	hésitante	lent	rapide
Réactions	agressivité	agitation	nonchalance	calme	dynamisme
Plaisir	déplaisir	indifférence	peu	plaisir	plaisir rayonnant
Volonté	non perçue	faible	mitigée	certaine	forte
Initiative	aucune	une	rares	quelques	nombreuses
concentration	non perçue	perturbée	faible	moyenne	grande

Après chaque séance, l'art-thérapeute coche la proposition qui convient le mieux à son attitude.

5.7. L'évaluation

L'évaluation est réalisée aux moyens de grilles de mesures, avec en abscisse le nombre de séances et en ordonné l'échelle quantitative.

La nature du graphique peut-être une courbe ou bien un diagramme en bâton.

Reprenons l'exemple de l'item « attitude ».

On commence par élaborer un graphique pour chaque élément :

PARTICIPATION :

Avant de construire le graphique il faut commencer par choisir une échelle de valeur c'est-à-dire quantifié par un chiffre une réaction :

enthousiasme	5
acceptée	4
hésitante	3
réticente	2
refusée	1

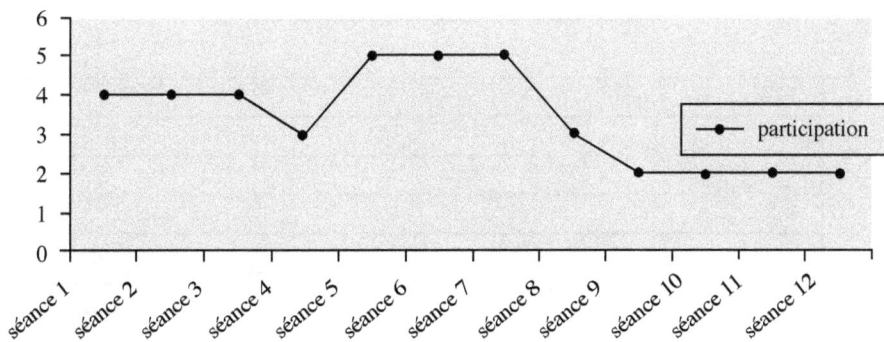

THYMIE :

geste d'humeur	1
mauvaise humeur	2
humeur égale	3
bonne humeur	4

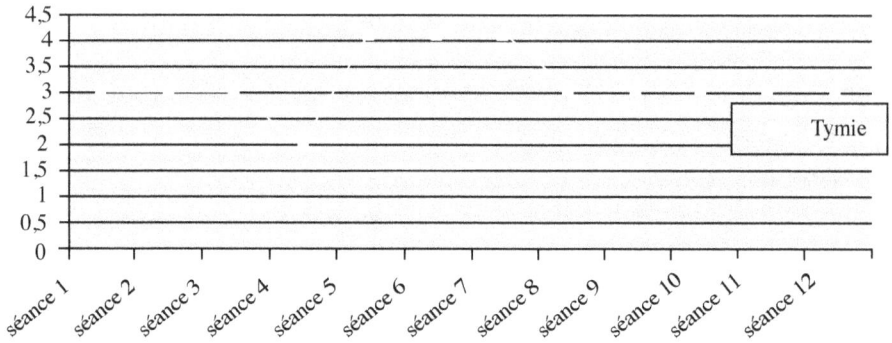

RÉACTION :

agressivité	1
agitation	2
nonchalance	3
calme	4
dynamisme	5

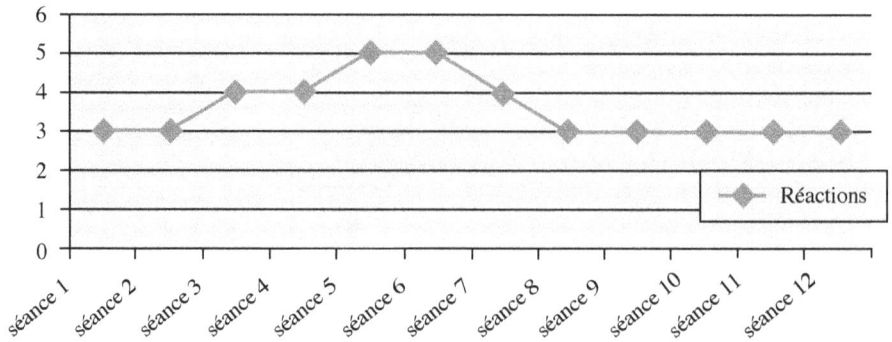

Les formes des courbes sont sensiblement superposables, ceci semble logique puisque l'ensemble de ces comportements appartient au même item.

Afin de mieux visualiser cette superposition, on peut réaliser un graphique avec les 3 courbes.

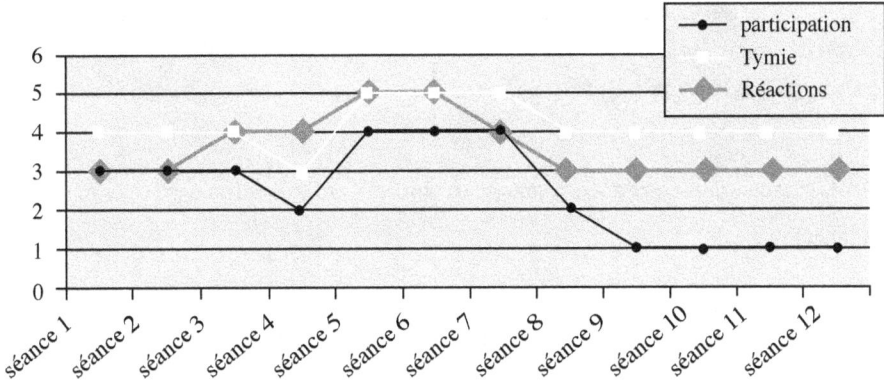

Ce graphique montre bien que la participation, la thymie et les réactions du patient sont liées et évoluent de façons presque similaires.

Cette mise en forme permet de mieux visualiser l'ensemble des séances, permettant une analyse plus rapide et progressiste.

Le modèle de diagramme en bâton est également utilisé pour appréhender les réactions du patient:

Reprenons l'item: nombre de regards. Nous avions opté pour des cotations et non pour des chiffres.

Rappel: 0 ---→ jamais, X (=1) ---→ parfois, XX (=2) ---→ souvent

regard	0	X	XX

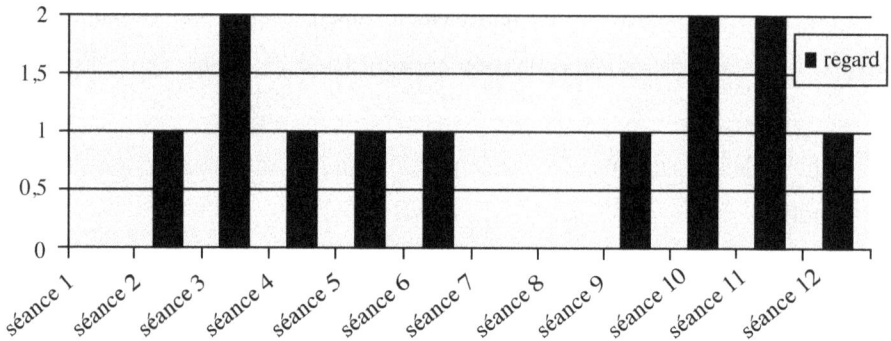

L'évaluation permet d'avoir un regard objectif sur l'évolution des prises en charge thérapeutiques.

Si la grille avec abscisse et ordonnée semble la plus efficace dans la précision et la vision globale des mesures de l'item, d'autre types de modélisation peuvent exister comme les mesures avec les quantités de signes (+/++/+++), la visualisation colorée (du plus clair au plus foncé) ou plus simplement des chiffres.

Considérant la variété des natures d'items, il n'y a pas encore aujourd'hui, d'unification des codages.

Si chaque art-thérapeute choisit un mode de codage des évaluations, il veillera à ce que les moyens utilisés soient clairs, facilement compréhensibles, et pertinents.

6. Présentation de la séance

Une séance d'art-thérapie a une dynamique propre. Ainsi pour mieux définir une séance, on fractionne cette dernière en séquences.

Par exemple:

1ère séquence: accueil, arrivée du patient

2ème séquence: préparation à l'activité, mise en situation

3ᵉᵐᵉ séquence : production, concentration

4ᵉᵐᵉ séquence : retour au quotidien, rangement

5ᵉᵐᵉ séquence : départ

Ainsi en fractionnant chaque moment de la séance il est plus facile d'effectuer un bilan général en rassemblant les bilans des séquences, cette méthode permet une meilleure gestion théorique.

Par exemple on remarque à la séance 1, séquence 1 une réticence, par contre à la séance 8, séquence 1 le patient est enthousiaste ceci montre l'évolution dans appréhension du patient. Le bilan de chaque séance est primordial, ainsi après avoir rempli la fiche d'observation, propre à chaque séance et à chaque individu, l'art-thérapeute doit établir un bilan de la séance mettant en rapport le constat de l'évolution avec les objectifs du projet thérapeutique.

Les points principaux dégagés :

- les limites atteintes

- les faits surprenants et éléments inconnus

- les modifications apportées ou à apporter c'est-à-dire les objectifs pour la séance suivante.

Les problèmes souvent rencontrés par le malade et pour lequel, l'art-thérapeute doit savoir œuvrer pour le contrer est celui de la page blanche. Le début parait souvent laborieux, mais le rôle de l'art-thérapeute doit rester neutre à ce niveau. Il doit user de différents stratagèmes pour que cette page blanche ne lui supprime pas toute inspiration, l'utilisation de pochoir par exemple peut faciliter le commencement du travail.

7. Le cube harmonique comme principe d'auto-évaluation artistique

C'est un concept qui a été élaboré par Richard Forestier permettant à la personne réalisant une œuvre artistique de s'auto-évaluer. C'est un outil qui permet d'effectuer une autocritique sur la production artistique, cette faculté critique est nécessaire pour l'appréciation de l'œuvre d'art.

Le cube harmonique reprend la théorie des 3B que nous avons abordée précédemment :

1ère arête : LE BEAU : le niveau d'épanouissement esthétique, pour évaluer ce que la personne ressent du monde extérieur.

2ème arête : LE BIEN : le niveau d'acquisition artistique, pour évaluer ce que ressens la personne dans son monde intérieur.

3ème arête : LE BON : le niveau de qualité existentielle, pour évaluer ce que la personne projette de « beau » vers le monde extérieur.

Les trois arêtes seraient cotées de 1 à 5.

« Cet outil est une interface entre le monde extérieur (c'est-à-dire l'Art après traitement mondain) et le monde intérieur de la personne concernée » Richard Forestier, Tout savoir sur l'art occidental, Editions Favre, p : 237.

En début de prise en charge en art-thérapie, les personnes ont souvent des difficultés à ressentir leurs sensations. Elles mettent du temps à comprendre ce qu'est le monde extérieur et ce qu'il peut apporter en plaisir à leur monde intérieur. Celles-ci ont des difficultés à décomposer les différentes étapes d'une sensation, d'une émotion pour apprendre « à prendre du plaisir ».

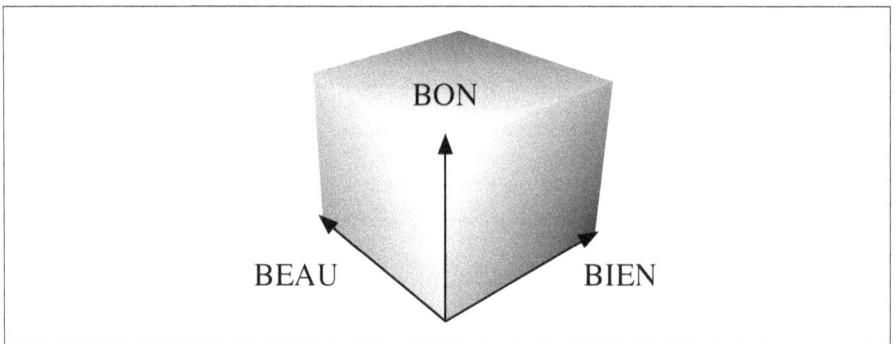

8. L'art-thérapeute doit travailler au sein d'une équipe pluridisciplinaire

L'art-thérapeute ne doit pas travailler seul, il doit s'entourer d'une équipe soignante. Divers réunions doivent s'organiser entre professionnels, permettant d'avoir une vue globale du patient.

Chaque professionnel, peut recevoir des informations utiles pour mieux comprendre le patient, comme il peut aussi apporter des éléments nouveaux et intéressants, aux autres membres de l'équipe. Ce travail pluridisciplinaire permet de mieux suivre les progrès du patient. En plus de cet échange d'information, l'entrée de l'art-thérapeute dans une équipe soignante, permet « d'humaniser » l'atmosphère souvent froide des centres de soins.

V. COMMENT RENDRE L'HÔPITAL PLUS HUMAIN

1. La culture à l'hôpital

Dans les années soixante-dix, on assiste au développement d'une politique d'humanisation des structures hospitalières. *« Il s'agit de réinsuffler de la vie là où physiquement et psychiquement la souffrance, l'isolement et la mort prédominent »*. P-L. Lacambre.

C'est le début de la culture à l'hôpital, en 1990 l'association Tournesol propose des spectacles itinérants ou des ateliers artistiques; en 1991, l'association «Le Rire Médecin» accompagne les soins des enfants par la présence de clowns enfin depuis 1998, l'association «Musique et Santé» développe les échanges, la rencontre et le partage autour de la musique dans les hôpitaux.

Pour concrétiser cette rencontre, une convention est signée le 4 mai 1999, entre le ministère de la Culture et la Communication et le secrétariat d'état à la Santé et aux Handicapés. (**Annexe 10**)

On distingue trois axes principaux :

- la mise en place de jumelage entre des établissements hospitaliers et les équipements culturels ;

- le développement de la lecture et de bibliothèque dans les hôpitaux ;

- la création de la fonction de responsable culturel en milieu hospitalier. C'est après l'observation de l'isolement des malades de cette rupture avec le monde extérieur que cette convention a été signée. Elle permet à la personne malade de poursuivre ou découvrir une pratique artistique, de favoriser les relations entre l'hôpital et son environnement culturel, d'instaurer une nouvelle relation soignant/soigné pour faciliter les échanges entre les patients et le personnel.

Depuis 1996, l'association «Art dans la cité» organise des «résidences d'artistes» dans les hôpitaux à travers l'Europe. Des artistes reconnus viennent échanger et travailler avec les patients pour réaliser une œuvre qui appartiendra au patrimoine de l'hôpital. Pour témoigner de cette rencontre, des expositions sont organisées, dans un lieu de vie bien défini (hall d'entrée, jardin, salle d'attente...) en accord avec les équipes soignantes.

Dans le cadre du programme «culture 2000» de l'union européenne, «Art dans la cité» tente de développer le concept d'atelier d'artistes en résidence à l'hôpital, à travers l'Europe.

La culture ne prétend pas ici guérir, mais plus humblement calmer la douleur, repousser l'isolement, permettre de garder un lien avec la société civile. Les artistes viennent apporter de l'imaginaire, de l'insouciance, du rire. La culture améliore également le rapport patient-soignant et l'ambiance de travail dans le service. (Bubien Y., Even R., Glorion B., Galaverna O., Dossier *Hôpital et Europe, Sève*)

Un article *artistes d'hôpital mais artistes*, paru le 15 février 2001 dans le journal Libération, tente d'effectuer un bilan des relations entre l'hôpital et l'art. En France, la diminution importante des lits dans les hôpitaux psychiatrique urbains a libéré des espaces immobiliers qui ont rendu possibles des conventions entre l'administration hospitalière et les Directions Régionales de la Culture, ceci afin d'offrir aux patients des espaces d'expression et de création avec la collaboration d'artistes rémunérés par des contrats « culture et santé ».

Afin d'améliorer le confort, de renvoyer une image sereine, de créer un lieu rassurant et chaleureux, l'association « Art-Détente » organise des expositions artistiques ou distrayantes. Elle se déroule dans un centre de lutte contre le cancer où les patients n'osent pas sortir de leur chambre, rencontrer d'autres personnes et où le sujet principal reste la maladie.

L'art à l'hôpital rappellera que le malade n'est pas qu'un corps à soigner, c'est aussi une personne à part entière, il faut respecter touts ses composantes morales, spirituelles.

2. Une animation culturelle à but thérapeutique : la clownerie

Le clown est un personnage qui vit ses émotions sans retenue, il est rassurant et à la fois candide, proche de l'enfance. Le clown s'appuie sur le réel, il a un grand sens de l'observation, il aime imiter les postures, les mimiques et exagérer les intentions de l'autre. Les clowns utilisent leurs compétences de comédiens dans la relation thérapeutique.

L'attitude clownesque a la faculté de créer une relation entre son personnage et le patient. C'est un art vivant qui ne peut se passer du public puisque celui-ci a un rôle actif par les émotions de joie, de surprise, d'attendrissement qu'il exprime. Cette activité clownesque décontracte les personnes qui se prennent trop au sérieux pour s'autoriser à jouer et encourage celles qui ne se prennent pas assez en considération pour oser jouer. Elle rééquilibre la dynamique de groupe en faisant une place à chacun.

Une association nommée «le rire médecin» réunit des clowns qui interviennent dans les services pédiatriques, auprès des enfants malades.

Les objectifs de cette association sont:

- D'améliorer la qualité de vie des enfants pendant leur séjour à l'hôpital.

- De contribuer à la dédramatisation du milieu hospitalier et en révélant aux enfants, à leur famille et au personnel soignant que l'humour et la fantaisie peuvent faire partie de la vie, même à l'hôpital.

Les clowns sont des artistes soigneusement formés, en effet ce métier exige un véritable savoir-faire et une compétence particulière avec une solide formation à l'appuie.

Tandis que les soignants se consacrent principalement à ce qui a trait à la maladie, les clowns parlent de ce qui va bien chez le malade. Il cherche à stimuler son imaginaire, ses capacités à créer, rêver et rire.

Faire le clown à l'hôpital n'est pas une plaisanterie. En 1994, Le Rire Médecin a édité un code de déontologie réunissant les principes fondateurs de ce nouveau métier de «docteur-clown». Ce code est le garant de la qualité et du professionnalisme de clowns du Rire Médecin.

Les hôpitaux où intervient le rire médecin sont nombreux: Centre Hospitalier Universitaire de Nantes, Hôpital Necker enfants Malades…

CHAPITRE III
APPLICATION DE L'ART-THÉRAPIE
À DE MULTIPLES PATHOLOGIES

I. LES MALADIES MENTALES

Épidémiologie

Selon l'OMS, 400 millions est le nombre de personnes aujourd'hui atteintes de troubles mentaux ou neurologiques ou souffrant de problèmes psychosociaux, associés notamment à l'alcoolisme ou à la toxicomanie.

1. La psychose

1.1. Généralités

Les symptômes prédominants de la psychose sont des troubles de l'identité et une perte de contact avec la réalité. Mais aussi une perturbation de la communication, des délires et des hallucinations, de l'apragmatisme*. La psychose recouvre toute une gamme de maladies mentales : paranoïa délires, schizophrénies, mélancolies, manies…

Il existe les psychoses aiguës telle que les bouffées délirantes aiguës, avec délires et hallucinations.

Les psychoses chroniques quant à elles sont caractérisées par des troubles de la personnalité qui altèrent le comportement et le cours de la pensée tel que la psychose hallucinatoire chronique, la schizophrénie ou le délire paranoïaque. Les psychoses maniaco-dépressives, sont des chutes de la thymie avec une hyperactivité en phase maniaque et une forme de mélancolie en phase dépressive.

Les troubles psychotiques nuisent aux capacités relationnelles de la personne malade. Ainsi ses échanges avec l'extérieur sont altérés par des rituels, c'est-à-dire que lorsque le malade n'est plus à l'aise avec la parole, des réactions anormales surviennent (le malade se tape la tête contre les murs, touche le sol…) ceci peut bien sur effrayer l'interlocuteur.

Ces réactions anormales entraînent une désocialisation, c'est un obstacle à une vie autonome, rituels et apragmatisme face à la réalité est un obstacle aux exigences de la société.

1.2. Les traitements

Des médications telles que les neuroleptiques ont été conçus afin de faciliter la vie de ces personnes psychotiques mais les effets secondaires peuvent intervenir sur l'habilité manuelle par des dyskinésies* ou des syndromes hyperkinétiques*.

1.3. Prise en charge de personnes psychotiques en art-thérapie

Mathilde Bouhana, pour animer son atelier, utilise une activité qu'elle pratique depuis longtemps : la confection de costumes. La couture pour la réalisation de ces costumes demande de la dextérité. Le costume peut ne pas être considéré comme une activité artistique en soi car, selon les types de costumes, il s'apparente à l'artisanat.

Que procure cette activité ?

- L'aspect technique de la confection du costume fait appel à une motricité de la personne. Cette activité demande de la patience et de la concentration.

- La communication avec les autres participants est indispensable afin que les productions de l'atelier fassent un ensemble, ces séances collectives favorisent une conscience du groupe et de l'autre et augmente son pouvoir relationnel.

- Le costume porté est une situation de représentation, c'est une production exposée au même titre que les expositions de peinture. Ceci permet une relation avec le monde extérieur, une reconnaissance de soi par l'autre, ces échanges autour de la production peuvent contribuer à la revalorisation de la personne et une restauration de la confiance en soi.

L'objectif de cet atelier était de constituer un groupe :

- Le partage d'un savoir faire provoque de l'intérêt de la part des psychotiques.

- L'atelier avait un objectif final, une préparation en vue d'une sortie organisée pour le carnaval dans une clinique voisine.

- Le matériel est réduit volontairement pour une prise de conscience de l'autre et de son travail, de sa production.

La confection de costume a été employée comme un objet de source d'échanges d'avis entre les participants, ainsi qu'un support à un jugement esthétique.

La confection d'un costume peut être au service d'un atelier d'expression corporelle. Elle permet de favoriser la prise de conscience corporelle et améliorer les sensations, le plaisir esthétique.

2. Exemple de maladie mentale fréquente : La schizophrénie

2.1. Définition et épidémiologie

La schizophrénie est une modification du fonctionnement du cerveau qui perturbe le processus de la pensée et du jugement, la perception sensorielle et la capacité d'interpréter et de réagir de façon appropriée à des stimuli particuliers. La schizophrénie n'est pas un problème de personnalité multiple. Il s'agit d'un trouble du fonctionnement cérébral.

C'est la maladie mentale chronique la plus fréquente. Elle frappe près de 1% de la population des pays économiquement développés.

Les premiers symptômes apparaissent habituellement entre 17 et 24 ans et peuvent être confondus avec des comportements courants de l'adolescence. Plusieurs cliniciens décrivent les symptômes typiques de la schizophrénie comme étant « positifs » ou « négatifs ».

Les symptômes positifs comprennent :

Hallucinations, idées délirantes, troubles marqués de la pensée, comportement bizarre et désorganisé.

Les symptômes négatifs comprennent :

Alogie*, une incapacité à ressentir du plaisir, effet d'abattement, comportement asocial, amotivation, apathie.

Les deux groupes de symptômes se retrouvent dans cette maladie mais pour chaque personne atteinte, l'un ou l'autre groupe prédominera. La schizophrénie est une maladie incurable mais certains médicaments permettent d'en traiter les symptômes.

La cause est inconnue actuellement. Cependant il existe probablement un facteur biologique qui reste inconnu. Deux voies de recherche sont suivies actuellement : la première étudie les neurotransmetteurs et les récepteurs, certains ont constaté une absence de dopamine chez les schizophrènes dans les lobes frontaux, responsable de la fonction temps (la dopamine permet à la personne de se repérer dans le temps et la durée ainsi les schizophrènes ont de nombreuses difficultés à se repérer dans le temps), l'autre étudie le développement des structures cérébrales.

2.2. Traitement

Il est souvent nécessaire d'hospitaliser ces patients, en particulier au début de la maladie. Les médicaments (neuroleptiques : Solian, Haldol) peuvent atténuer les symptômes, ainsi qu'une psychothérapie et un suivi dans une structure de soins.

2.3. L'art-thérapie à dominante arts plastiques peut aider une personne atteinte de schizophrénie à vivre dans le réel

Des expériences poursuivies depuis de nombreuses années montrent que ce sont les malades qui bénéficient aux mieux des techniques d'expression artistiques. On constate souvent chez eux, un engouement exceptionnel pour cette activité. La non-verbalité préserve leur recherche de l'incommunicabilité. Cependant, l'objet médiateur artistique leur permet d'accéder progressivement au désir d'établir un certain nombre de relations, pour enfin progresser vers une réelle communication.

L'art-thérapie peut conduire ces patients jusqu'à une prise de conscience d'eux-mêmes qui leur permettent d'accéder à d'autres types de thérapies et en particulier aux thérapies verbales et individuelles.

Les symptômes caractéristiques de la schizophrénie impliquent une série de dysfonctionnements cognitifs et émotionnels. La personne schizophrène perd ses repères dans le temps et dans l'espace, elle s'ennuie inlassablement, elle se désintéresse de tout, elle est apragmatique*.

Exemple : les bénéfices apportés par l'atelier à dominante photographie pour une personne schizophrène : mémoire de A. Lelièvre.

- L'atelier pose des repères dans le temps et dans l'espace.

- L'atelier est divisé en plusieurs temps, il a des horaires fixes, il est régulier, tout ceci installe des repères important pour la personne.

- La photographie pose des repères dans le temps et dans l'espace. L'outil photographique permet de reconstruire dans le temps des évènements d'autrefois avec des images d'aujourd'hui. L'acte photographique permet de fixer un temps, un lieu qui ainsi maîtrisé facilite l'expression. En visant on isole une part de notre environnement pour lui donner un sens qui reflète notre conception du monde.

- L'atelier permet de retrouver une vie sociale.

La schizophrénie a tendance à figer les individus dans des rôles et à déshumaniser les relations. Les personnes schizophrènes se replient sur elles-mêmes et s'isolent de tous lien social. L'atelier doit être collectif pour favoriser les échanges relationnels entre les patients. Le fonctionnement en groupe, dans une atmosphère conviviale, est un élément fort et apprécié des patients. L'outil photographique nécessite parfois la collaboration de plusieurs patients, pour des prises de vues, il devient alors un outil de communication, d'expression et d'intégration.

Gilles Perriot, psychiatre, exerçant au centre hospitalier spécialisé de Sevrey, a mis en place un atelier de photothérapie, il remarque que les patients « *prennent beau-coup de plaisir à se photographier les uns les autres, comme si ce jeu relationnel leur épargnait le difficile accès à l'échange verbal* ». Selon Gilles Perriot, la photographie permet d'être une source d'inspiration, c'est un élément déclencheur qui associe rapide-ment des idées à une image. L'effort pour imaginer est infime par la photographie, en effet la frontière entre le réel et la fiction est très proche.

Les images obtenues facilitent l'accès à l'intimité, renforce le plaisir de parler de soi, ouvre le champ sur une discussion personnelle.

3. Dépression

3.1. Histoire

La dépression est connue depuis l'antiquité. Dans les traités médicaux grecs du IVᵉ siècle avant Jésus-Christ, l'affection est attribuée à la bile (*cholè*) noire (*melan*), la traduction littérale du grec « bile noire » donnera le terme « mélancolie » qui désigne, aujourd'hui certaines formes particulières de dépression. C'est cet excès de bile noire qui serait source de tristesse.

« *Comment se fait-il que certaines personnes soient aimables, rieuses et portées à la plaisanterie, d'autres geignardes, moroses et déprimées, d'autres encore irritables, violentes et colériques, alors qu'il en est d'indolentes, d'indécises et de timides ? La cause réside dans les quatre humeurs (…). Ceux qui sont gouvernés par la bile noire sont indolents, timides, souffreteux, et en ce qui concerne leur corps, ils ont le teint bistre et le cheveu noir ».* Anonyme (Grèce), De la constitution de l'univers et de l'homme (IIe siècle ap. J.-C.).

La médecine moderne a évincé la pathologie humorale, mais les « idées noires » ont survécu. C'est au XIXe siècle que le terme « dépression », qui signifie « abaissement », est introduit par Kraepelin, psychiatre allemand, pour décrire les périodes de tristesse et d'abattement qui alternent avec les phases d'excitation et d'euphorie de la psychose maniaco-dépressive.

3.2. Les conséquences de la dépression sur la qualité de vie du patient

---› La dépression modifie le système nerveux :

La substance blanche située dans les hémisphères cérébraux participant en autre à l'expression des émotions et à la transmission des informations sensorielles.

La neuroplasticité, c'est-à-dire la capacité à apprendre, tend à s'affaiblir. Les dépressifs ont de plus en plus de difficultés à retenir de nouvelles informations.

On observe une mortalité neuronale au niveau du cortex cérébral, ayant pour conséquence des troubles du langage, de la mémoire, de la parole entraînant une diminution de la communication. Au niveau du cortex cérébelleux, la mort neuronale entraîne une baisse de la psychomotricité.

---› La dépression touche les capacités mnésiques et attentionnelles. Ainsi les pertes de mémoire sont fréquentes, et l'attention n'excède guère une dizaine de minutes.

---› La dépression se caractérise par trois états principaux : la perte de plaisir, le développement de troubles thymiques et le ralentissement moteur.

La perte d'autonomie fait partie de la dépression, les dépressifs deviennent dépendants d'autrui et ne peuvent plus réaliser seuls leurs désirs, leurs envies. Une image de soi négative s'installe. La mauvaise estime de soi détériore les relations avec le monde extérieur, car lorsqu'elle est négative, elle déclenche des difficultés d'expression. L'humeur conditionne aussi l'expression artistique.

3.3. L'art-thérapie dans la dépression

Après un travail d'analyse préalable, Florence Cardin, considère que les arts plastiques sont une activité adaptée.

Grâce au phénomène artistique les personnes accroissent leur estime d'elles mêmes. Le phénomène artistique suit l'enchaînement, intention, action, production et cet enchaînement leur prouve qu'elles sont aptes à exprimer leurs envies et leurs émotions.

L'art-thérapeute met en marche une boucle de renforcement de l'estime de soi chez les personnes dépressives, c'est-à-dire un renforcement du phénomène artistique. Dans chaque étape du phénomène artistique, l'art-thérapeute va intervenir : il motivera le patient lors de la phase d'intention, il redonnera confiance au patient lors de la phase d'action et enfin il fera en sorte que le patient soit fière de lui lors de la phase de production.

L'art-thérapeute inventera des exercices, des jeux, des situations artistiques pour faire en sorte que les patients prennent de l'assurance progressivement. Dès lors qu'il y aura une réussite au niveau de la production, c'est-à-dire que les personnes seront fières du résultat obtenu, une boucle de renforcement de l'estime de soi va pouvoir s'amorcer car mieux on agit plus on s'estime et plus on s'estime, mieux on agit. Et en continuant dans cette lancée, plus on a la sensation de réussite plus l'autonomie refait surface.

L'art-thérapie est un soin personnalisé, met en marche des processus entraînant la narcissisation. Les arts plastiques sont adaptés à la valorisation narcissique puisqu'ils créent un objet visible et palpable. En s'adressant à la partie saine du malade, les soins prodigués chez les dépressifs ont pour cible la valorisation de la personne. Développer leur estime d'elles mêmes revient à les faire accéder à des stratégies de recherche et de développement personnel.

Expérience personnelle :

Afin que ma vision des ateliers d'art-thérapie soit plus concrète, j'ai pris contact avec une art-thérapeute, Laurence Fort, exerçant à l'hôpital Pasteur de Poitiers. Un atelier arts plastiques hebdomadaires pour les personnes âgées, se déroulait dans la salle à manger du pavillon Gaston Hulin. Une patiente, Mme T., née en 1926, participait à l'atelier depuis le 15 novembre 2001. Elle souffrait d'une psychose dépressive, était délaissée par sa famille, en effet parmi ces onze enfants elle ne recevait aucune visite. Dès la 1ère séance, Laurence Fort remarque son goût pour la peinture, jusqu'à par la suite prolonger ces ateliers dans sa chambre. Au cours de ces ateliers, Mme T., s'ouvre à la création et devient capable d'être à l'écoute d'elle-même. Elle devient capable d'exprimer des choix. Cette émergence du choix, permet de retrouver une certaine autonomie. Pour Mme T., l'expérience de l'atelier a été très bénéfique.

4. L'autisme

4.1. Qu'est-ce que l'autisme ?

4.1.1. La définition de l'autisme a évolué :

Léo Kanner (13 juin 1894 à Klekotow en Autriche – 4 avril 1981) est un pédopsychiatre connu pour avoir défini le tableau de l'autisme infantile précoce. En 1943, il écrit un intitulé *Autistic Disturbance of Affective Contact*, où il démontre à partir de 11 cas d'enfants suivis depuis 1938 que plusieurs troubles qui étaient auparavant dispersés sous des appellations variables ne forment qu'une seule maladie. Il distingue les signes cliniques qui caractérisent la psychose autistique :

- isolement social
- tendance à s'engager dans un comportement répétitif
- efforts compulsifs pour préserver un ordre établi
- aptitudes exceptionnelles ou îlots d'aptitudes
- incapacité innée à créer un contact affectif

Il existe 3 courants principaux de pensée concernant les altérations psychologiques prédominantes dans l'autisme :

- l'autiste a une cognition défectueuse qui altère son processus de pensée et de traitement de l'information
- l'autiste soufre d'un manque de contact affectif
- l'autiste a un manque de régulation de l'attention

En 1994, Selon le *Manuel diagnostique et statistique des troubles mentaux* (D.S.M.IV)* l'autisme est un trouble envahissant du développement (TED) qui entraîne un détachement pathologique de la réalité accompagné d'un repli sur soi. Ce trouble affecte la majeure partie du fonctionnement cognitif, émotionnel et social.

4.1.2. L'autisme provoque des troubles de l'expression verbale ou non verbale

Environ 50% des autistes n'ont pas accès au langage. Souvent l'apprentissage du langage est retardé. Le vocabulaire est pauvre. Le rythme linguistique adopté se maintient dans toutes les situations contrairement aux autres adolescents où la prosodie* variera en fonction de la situation. L'autiste manque d'expression vocale.

4.1.3. L'autisme cause des troubles de la communication

L'écholalie est un des traits les plus marquant de la communication autistique : à une question posée à un autiste, il répondra en répétant la question comme un écho.

- Tu veux de la peinture ?

- Tu veux de la peinture !

L'autiste a des difficultés dans l'acquisition de la reconnaissance, de la signification d'un mot.

4.1.4. L'autisme occasionne des troubles de la relation créant un isolement

V. Dremierre nous explique que lorsque l'autiste peut s'exprimer, sa conversation ne permet pas l'ouverture vers une bonne relation avec les autres. Il manque de compréhension du but de la conversation. Il ne saisit pas l'intérêt de la discussion. Ses réponses sont fermées. Donc il ne parvient pas à maintenir une conversation. Il la laisse tomber, sans indication de fin de message. Il ne lui viendrait pas à l'esprit de relancer l'entretien sur un autre sujet.

4.2. Epidémiologie

En France, l'autisme concernerait plus de 100 000 personnes, enfants et adultes confondus. Leur prise en charge est actuellement trop insuffisante.

4.3. Quels soins ?

Aucun médicament ne soigne l'autisme. Les traitements médicamenteux sont essentiellement utilisés pour atténuer certains troubles comportementaux. C'est pourquoi par exemple de plus en plus de membres du personnel soignant refusent le recours systématique aux psychotropes, ceux-ci ont des effets positifs sur les psychotiques mais ne sont pas adaptés aux autistes, pouvant entraîner des effets paradoxaux. Les psychotropes vont agir en atténuant seulement un symptôme et étant donné l'état des connaissances en matière de réactivité des sujets autistes, un psychotrope pourrait provoquer des effets secondaires gênants.

Mais l'autisme n'est pas une fatalité, des méthodes de traitement existent et ont fait leurs preuves. Les stratégies de soins sont ciblées avant toute chose sur la communication et la socialisation.

La psychomotricité joue un rôle majeur dans le processus de soin, pour aider le patient à prendre conscience de son corps et de ses limites.

Au niveau de la communication, ce sont les orthophonistes qui interviennent, pour amener le sujet à prendre en compte l'autre, à fixer son attention, enfin, à communiquer au niveau visuel, puis verbal.

La psychothérapie intervient également pour permettre au sujet d'avoir le sentiment de se sentir exister d'avantage.

4.4. L'art-thérapie dans le traitement de l'autisme

Le plus fréquemment utilisé et le plus adapté à l'autisme est la musicothérapie.

4.4.1. La musicothérapie et l'autisme

Par la densité du monde intérieur qu'elle engendre, la composition musicale est une activité quasi-autistique. (Certains compositeurs souffrent d'autisme avéré comme Béla Bartok). En musique, cette communication non-verbale, qui passe par la sensibilité des deux personnes, est un lien entre l'intériorité du musicien et celle de l'autiste, dont l'instrument de musique est le vecteur, créant ainsi une passerelle de communication entre deux intimités profondes. Par exemple, le geste répétitif de l'autiste, peut-être traduit musicalement.

Despina Papayiannis observe que la musique est, pour ces enfants, une excellente façon de s'exprimer, de communiquer et de se valoriser. «*La musique fait travailler les deux hémisphères du cerveau, ce qui amène l'enfant autiste à créer des liens. On travaille la motricité par la manipulation d'instruments et le mouvement. Le langage quant à lui est favorisé par l'apprentissage de chansons simples. L'enfant qui n'est pas capable d'exprimer ses émotions verbalement pourra le faire sur les instruments de musique*».

L'idée des ateliers de musicothérapie est de tenter d'ouvrir les jeunes au monde des sons, de les sensibiliser à la mélodie et au rythme mais dans l'espoir que la musique traverse leur «coquille» et puisse les amener à aménager un lien. Un lien entre eux et le musicothérapeute, un lien entre eux-mêmes, un lien qui permette d'intégrer le jeu, le partage.

4.4.2. L'imitation en miroir
Rose Gaetner, utilise le concept de l'imitation en miroir, ce n'est pas ici le miroir réel mais le corps de l'art-thérapeute. Le patient autiste se voit dans l'art-thérapeute ce qui permet une reconnaissance réciproque dans une relation affective.

4.4.3. La danse-thérapie
S'appuyant sur l'anthropologie, l'expression primitive et la psychanalyse, France Schott-Billmann entend, avec les psychotiques ou les autistes, «*procéder à un travail thérapeutique fondé sur le rôle réunificateur et expressif du rythme, du groupe, des mouvements dédoublés et répétitifs, (...) une régression sécurisante et une possibilité de symbolisation ritualisée, donc un jeu avec la transgression sans conflit avec le «surmoi», (…) de réorienter positivement les pulsions et de permettre une véritable réorganisation symbolique*».

Mathilde Monnier choisit de danser avec les autistes, elle s'installe à Montpellier dans une structure autonome de l'institution psychiatrique, pour élaborer avec «*ces corps qui n'ont pas accès au langage, qui sont dépourvus de repères face au temps, à l'espace*» un travail.

II. LES DÉMENCES

1. Qu'est-ce qu'une démence ?

Selon l'Organisation Mondiale de la Santé, la démence se définit comme «*une altération progressive de la mémoire et de l'idéation, suffisamment marquée pour handicaper les activités de la vie de tous les jours, apparue depuis plus de 6 mois, et un trouble d'au moins une des fonctions suivantes : langage, calcul, jugement, altération de la pensée abstraite, praxies, gnosies ou modification de la personnalité*».

2. Les types de démence

On distingue les démences primaires dégénératives des démences secondaires non dégénératives.

Une démence primaire dégénérative provient d'une perte progressive de cellules nerveuses dans le cerveau, dont la cause exacte est encore inconnue. (Maladie d'Alzheimer, maladie de Parkinson, Chorée de Huntington, Sclérose en plaques, maladie de Creutzfeldt-Jokob...)

Une démence secondaire non dégénérative est la conséquence d'une autre maladie, que l'on peut traiter ou qui peut même guérir, entraînant indirectement une perturbation des fonctions cérébrales. (Troubles hormonaux (thyroïde), troubles du métabolisme, intoxication, maladies infectieuses...)

Prenons l'exemple de la maladie d'Alzheimer (démence dégénérative la plus fréquente) dans la prise en charge de l'art-thérapie.

3. Qu'est-ce que la maladie d'Alzheimer ?

La maladie d'Alzheimer (MA) ou démence sénile est un trouble neurodégéné-ratif qui entraîne la perte des fonctions mentales suite à la détérioration du tissu du cerveau. C'est une dégénérescence des neurones qui interviennent dans la mémoire et les fonctions intellectuelles. Des atteintes neurologiques comme plaques séniles*, dégénérescence neuro-fibillaire plus importante en nombre et en localisation que dans un vieillissement normal.

Sa cause exacte reste encore inconnue, mais on suppose que des facteurs envi-ronnementaux et génétiques y contribuent (on a identifié des mutations dans au moins quatre gènes prédisposant à la MA).

3.1. Épidémiologie

L'étude PAQUID a fait ressortir que 17,8% des personnes de plus de 75 ans sont atteints de la MA ou d'une maladie apparentée. Actuellement, il s'agit de 800 000 personnes souffrant de cette maladie. On estime à 150 000 le nombre de nouveaux cas annuels.

3.2. Les troubles de la maladie

La maladie d'Alzheimer n'est pas une simple maladie de la cognition*, c'est aussi une maladie du comportement et de la relation à l'autre. Ces troubles psycho-comporte-mentaux sont fréquents, leur moment de survenue est fonction du degré d'évolution de la pathologie, de la personnalité de la personne avant la maladie et de l'environnement. On remarque que l'ensemble de ces troubles est difficilement vécu par les proches.

Les répercussions de la maladie d'Alzheimer :

- symptômes de dépression : prouvés par un certain nombre de signes tel que l'apathie, l'irritabilité, le désintérêt...

- anxiété : dans les formes évoluées, l'expression anxieuse, s'inscrit dans le corporel et dans le moteur. (Déambulation, fugues, conduites d'opposition)

- agressivité : verbale et physique

- troubles psychotiques : hallucinations, difficultés d'identification des proches, idées délirantes

- altérations cognitives

- troubles mnésiques

- troubles du langage : le premier symptôme d'atteinte du langage est le manque du mot, pour devenir à terme un langage incompréhensible et une aphasie* globale. Le langage écrit est une dysorthographie précoce

- troubles praxiques : c'est-à-dire l'altération de la capacité à réaliser une activité motrice malgré des fonctions motrices intactes

- troubles gnosiques : c'est-à-dire l'impossibilité de reconnaître ou d'identifier des objets malgré des fonctions sensorielles intactes

3.3. Les conséquences de ces troubles sur les moyens d'expression, de relation et de communication

Suite au trouble classique aphaso-apraxo-agnosique, la communication avec le monde extérieur est très altérée, le langage devient vite inaudible, les nouvelles informations n'étant pas assimiler, la personne en face du malade n'est pas comprise, le dialogue s'éteint peu à peu, les proches sont souvent désarmés face aux manifestations de la maladie.

Ces troublent altèrent l'autonomie de la personne démente et sa qualité de vie.

3.4. Traitements

3.4.1. Médicamenteux

Actuellement, il n'existe aucun traitement guérissant la MA, ni même permettant d'arrêter son évolution, mais certains peuvent retarder son évolution : ils permettent d'atténuer les pertes de mémoires, les problèmes de langage et de raisonnement, ou bien tout simplement de ralentir au moins en apparence la progression de la maladie.

- Les inhibiteurs de l'acétylcholinestérase*

Ils inhibent la dégradation de l'acétylcholine*, qui permet la transmission entre les neurones du cerveau. (**Annexe 11 ; fig. 15**)

- Les antagonistes du NMDA

Les récepteurs neuronaux à la N-methyl-D-aspartate (NMDA) jouent un rôle important dans le processus de mémorisation. Il semble que lors de la MA, ces récepteurs soient hyperstimulés ce qui serait délétère. La mémantine est inhibiteur du NMDA.

En plus des médicaments intervient un autre type de traitement, a savoir une rééducation : celle-ci est un complément indispensable pour supplémenter le traitement médicamenteux. Cette rééducation se présente sous diverses formes et permet aux malades et à ses proches de mieux vivre au quotidien, et de se réhabituer à vivre de manière autonome.

3.4.2. Traitements symptomatiques

Ils modifient de manière non spécifique le comportement du malade sans s'attaquer à la maladie elle-même.

Des psychotropes sont employés pour diminuer l'angoisse, l'agressivité ou les états d'agitation des patients.

4. L'art-thérapie et la maladie d'Alzheimer

La maladie d'Alzheimer est avant tout une maladie de la communication : la personne désorientée voit les mots lui échapper et son langage s'appauvrir. Il paraît donc approprié de lui proposer des formes de communication non verbales.

4.1. Enquête

Un colloque organisé le 18 mai 2006, sur les expériences en matière de prise en charge non médicamenteuse des démences, était animé par John Zeisel de New York et Marianne Hatmann. John Zeisel a montré que dans les 8 foyers Alzheimer qu'il coordonnait il était possible

d'obtenir des résultats significatifs sur les comportements des malades en utilisant l'art :

- 25% d'augmentation de capacité à se lever,
- 25% d'augmentation de capacité à se laver,
- 22% d'augmentation de capacité à se vêtir,
- 22% d'augmentation de capacité à aller aux toilettes.

Explications de J. Zeilsel :

- Le « stock cérébral » de départ : le cerveau contient 100 milliards de cellules cérébrales. Lors de la MA, il y a effectivement une perte jusqu'à 40% du poids du cerveau, mais il reste encore au moins 60 milliards de cellules. Il faut donc continuer à utiliser ces nombreuses cellules.

- le cerveau = « un moteur à 3 fonctions » :

• l'interprète : comprendre le monde (fonction qui utilise la partie gauche du cerveau)

• l'acteur : perception, sens, actions sur le monde (fonction qui utilise le lobe occipital, le pariétal et le pré-frontal)

• le comparateur : tests entre les actions, et interprétation (fonction du lobe frontal)

Dans la MA, les 2 premières fonctions sont conservées, seule la fonction « comparateur » n'existe plus.

Il y a donc selon J. Zeiser moyen d'utiliser ces deux premières fonctions cérébrales chez le malade par l'intermédiaire de séances artistiques : danse, musique, peinture, chant...

De plus, J. Zeiser explique aussi qu'à chaque réaction d'humeur (joie, tristesse, fatigue, colère...) correspond un neuro-transmetteur (dopamine, acetyl-choline, serotonine,...) et qu'il est donc possible par conséquent de stimuler les neuro-transmetteurs par des actions d'émotion.

Selon J. Zeiser, une combinaison équilibrée entre un traitement pharmacologique et un environnement propice au bien être des patients Alzheimer serait probablement le plus efficace dans l'amélioration de l'état de santé, le comportement et la qualité de vie.

4.2. L'art-thérapie dans l'amélioration cognitive

Philippe Blondel, membre fondateur et directeur de l'association « art et découverte seniors » intervient depuis une dizaine d'années dans les établissements de retraite et met en place des ateliers d'expressions spécifiques à destination des personnes dites démentes. Et ce par le biais de différents médiateurs : les formes, les couleurs, les volumes et les sons.

P. Blondel constate que ces personnes qui ont perdu tout ou partie de leur mémoire immédiate (lié à l'hémisphère gauche), ont pour la majorité conservé intactes toutes leurs facultés liées à ce qu'on appelle la créativité liée à notre hémisphère cérébral droit.

Les malades atteints de MA présentent l'avantage supplémentaire par rapport aux personnes qui ont «toute leur tête» de ne plus avoir de repères, souvent restrictif à la créativité. Les ateliers de cette association sont donc axés sur ce point. Progressivement, ces personnes apprennent à redynamiser, explorer et prendre confiance en ces capacités hémisphère droit qui sont restées intactes.

Ces ateliers se déroulent dans un cadre ludique. Le stress et les comportements répétitifs diminuent de façon notable. Enfin, leurs proches et familles sont souvent étonnés et touchés par leur nouvelle dynamique, ce qui permet parfois de renouer un contact autrement.

4.3. Observations des malades d'Alzheimer au cours des séances d'Anne-Catherine Hecklen

L'atelier permet de capter l'attention, alors qu'en temps normal, les patients déambulent de manière quasi incessante.

L'atelier ne semble pas être une contrainte, les patients viennent spontanément.

Les consignes sont comprises rapidement, et se mettent en place par mimétisme jusqu'à acquérir une certaine autonomie. Par autonomie Anne-Catherine Hecklen entend d'une part une autonomie créative (capacité à choisir une couleur, une technique, un motif...), d'autre part une autonomie plastique (capacité à réaliser une production) car souvent les difficultés praxiques sont très présentes. Certains patients oublient au fur et à mesure les consignes qui leur sont données, il faut sans cesse les stimuler pour qu'ils puissent initier leur parcours pictural.

De plus Anne-Catherine Hecklen remarque que les patients acquièrent une autonomie au sein de l'atelier que le reste de l'équipe soignante ne remarque pas dans la vie courante.

4.4. Les échanges avec la famille

Les familles sont très présentes en règle générale, mais elles expriment leur désarroi face à la maladie. Ces familles ne peuvent pas assumer les malades seules, une aide médicale est indispensable. Les malades sont alors placés dans des hôpitaux de jour si un membre de la famille est encore valide ou disponible pour s'occuper de la personne ou ils sont placés à temps complets dans une institution.

Afin de partager des instants avec les proches, Anne-Catherine Hecklen a décidé de les intégrer à l'atelier, les contacts avec la famille étaient bons, c'est pourquoi elle a jugé bénéfique de partager des séances avec eux. Anne-Catherine Hecklen a constaté une réticence vis-à-vis de certaines familles, ceci peut paraître légitime étant donné que l'atelier était collectif. Pour ce genre de situation les ateliers individuels semblent plus adaptés. D'autres familles ont paru satisfaites de partager un moment où elles étaient liées par autre chose que la parole.

Intégrer la famille à la prise en charge est une façon de les amener vers une autre forme d'échange, d'imaginer un futur.

4.5. Les échanges avec une équipe pluridisciplinaire

Contrairement à d'autres structures hospitalières, le contact avec l'équipe soignante est permanent. Les transmissions ou les synthèses sont quotidiennes et les arts thérapeutes sont conviés. Un temps de parole leur est réservé, un bilan hebdomadaire est rédigé dans le cahier de transmission et un bilan de prise en charge est soumis à la psychologue.

III. UNE EXPÉRIENCE D'ART-THÉRAPIE CHEZ DES SUJETS VICTIME DE LÉSIONS CÉRÉBRALES D'APRÈS LES MÉMOIRES DE C. PRUVOST, V. KOEBEL- GNOS, CLAIRE PLAISANT

On compte 155 000 personnes hospitalisées pour un traumatisme crânio-cérébral et plus de 120 000 personnes victimes d'un accident vasculaire cérébral. Ce type de sujet est pris en charge dans un Centre de Réadaptation Fonctionnelle, cette prise en charge est très longue.

Le handicap consécutif à une lésion cérébrale n'est pas seulement physique, mais surtout cognitif et comportemental, induisant des difficultés sur le plan de l'expression, de la relation et de la communication.

1. Une lésion cérébrale crée des ruptures dans la transmission neuronale

Des lésions suite à une contusion provoquent des foyers hémorragiques et oedémateux. Ce phénomène est à l'origine de cisaillement et crée des lésions axonales diffuses. Il se produit une perte de l'influx nerveux responsable par la suite de trouble de la conscience et de désordres neurologiques. Ces lésions peuvent s'étendre au cortex.

2. Les origines des lésions cérébrales

----> Le traumatisme crânien : consécutive à un choc sur la boîte crânienne. (Accidents de la route, sportifs, du travail, domestiques...).

----> L'accident vasculaire cérébral (AVC) : survient chez un sujet présentant des facteurs de risque perturbant l'équilibre biologique (hypertension artérielle, troubles du rythme cardiaque, tabagisme). L'AVC peut être ischémique* (obstruction d'un vaisseau sanguin par un caillot) ou hémorragique* (éclatement d'un vaisseau sanguin). L'AVC est la 1ère cause d'invalidité lourde et la 2ème cause de démence dans le monde occidental. C'est la 3ème cause de mortalité après le cancer. Les causes de cet accident proviennent généralement d'une mauvaise hygiène de vie, c'est-à-dire trop de sédentarité, d'une alimentation trop riche en graisse et en sucre (hypercholestérolémie, hypertriglycéridémie), d'hypertension artérielle, de diabète sucré, d'alcoolisme, de tabagisme, de stress...

----› <u>Une anoxie* cérébrale</u>: suite à un arrêt cardiaque ou hémorragie aiguë, ou l'hypoxie* cérébrale par une intoxication au monoxyde de carbone ou syndrome de détresse respiratoire aiguë.

----› <u>Une tumeur intracrânienne</u> provoque des conséquences neurologiques.

Que la cause soit de nature extérieure ou intérieure, les effets produits sont des troubles de la conscience ou «coma». Le risque de mortalité durant le coma est important, les patients sont hospitalisés dans un service de réanimation, où les fonctions vitales sont maintenues: fonction respiratoire, fonction cardiovasculaire, fonction rénale, installation d'une sonde pour l'hydratation et les apports nutritionnels.

Suite au réveil, la restauration cérébrale dépend de la gravité des lésions causées par l'accident. Le cerveau est capable de compenser en réparant les connexions synaptiques détruites: c'est ce que l'on appelle la plasticité* cérébrale.

3. Les concéquences des lésions sur la qualité de vie du sujet

=> <u>Perturbations neuromotrices et fonctionnelles</u>

----› troubles alimentaires et sphinctériens nécessitant la pause d'une sonde naso-gastrique et urinaire. On remarquera bien souvent la formation d'un granulome* des cordes vocales suite à une intubation prolongée, associé à des ulcérations. La voix est de ce fait rauque et bitonale*.

----› Ataxie*, apraxie*, troubles de la coordination motrice.

----› L'hémiplégie*: l'hémiplégie droite entraîne des lésions hémisphériques droites qui paralysent la moitié gauche du corps et inversement pour l'hémiplégie gauche.

=> Les troubles sensoriels

----› Troubles de la sensibilité superficielle.

----› Altération de la vision.

----› Altération de l'odorat, du goût, de l'ouïe.

=> Les troubles de la faculté cognitive

----› Trouble du langage créé par une lésion dans l'hémisphère gauche, plus particulièrement l'aire de Broca* ou l'aire de Wernicke*. L'expression écrite et verbale est altérée.

----› Troubles de la mémoire.

----› Désorientation spatiale et temporelle.

----› Troubles de l'attention.

=> Les troubles du comportement

Le patient est agité, agressif, désinhibé ou à l'inverse apathique, irritable et confus. Comme nous l'avons évoqué dans la première partie, une lésion du lobe frontal s'accompagne de trouble du comportement. (Vulgarité, impulsivité, troubles du jugement et de la mémoire). Ceci a bien sur un impact sur les relations avec la famille, les proches, les soignants.

Pour un trouble du comportement excessif, il est parfois nécessaire d'administrer un traitement médicamenteux comme des anxiolytiques, antidépresseurs et neuroleptiques.

Les séquelles des personnes cérébro-lésés sont propres à chacune d'où la forme de handicap spécifique et singulier.

4. Les lésions cérébrales entraînent des troubles d'expression, de communication et de la relation

Les malades sont généralement aphasiques* ce qui est un obstacle à la relation avec autrui.

La perte de mémoire ne permet plus d'évoquer des souvenirs et le partage avec l'autre se réduit.

Les troubles du comportement ne favorisent pas la relation avec l'entourage.

L'ensemble de ces troubles physiques et mnésiques, comportementaux met le sujet en grande dépendance physique, psychique et sociale.

5. Les mécanismes de réparation

La plasticité cérébrale : amélioration des conditions tissulaires, restauration d'un réseau, restauration par reconstruction, régénération axonale au niveau du Système Nerveux Périphérique (SNP), un remplacement cellulaire, une réorganisation synaptique, des phénomènes de vicariance*corticale par exemple la prise en charge par la prise en charge par un seul hémisphère de manière compensatoire, d'une fonction bilatérale avant lésion.

On comprendra d'après ces mécanismes de restauration combien il est nécessaire :
- que la prise en charge soit immédiate
- que les sites d'action soient ciblés en fonction des lésions
- qu'une sollicitation constante et systématique soit effectuée, pour reconstruire des circuits interrompus, stabiliser un réseau.

6. *La musique et le chant dans le maintien des acquis et la restauration des fonctions cérébrales*

Étude de cas n°1 :

Lors du congrès art et médecine qui s'est déroulé le 16-17-18 Novembre 2007, Jean-Jacques Giraud, professeur à la Faculté de Médecine et de Pharmacie de Poitiers, nous fait part d'une expérience personnelle :

Une femme de 62 ans, ayant subi une rupture d'anévrisme, est restée 4 mois en réanimation et 3 mois en rééducation. Suite à cette hospitalisation, elle retourne chez elle, paralysée, aphasique. Une de ces amies décide de contacter M. Giraud, pour tenter d'améliorer son handicap. M. Giraud lui propose de contacter un art-thérapeute, mais cette personne résidant en Floride, ne parvient pas à en trouver. Il lui suggère alors un professeur de chant. Au bout de quelques mois elle recommence à parler. Toujours paralysée, et devant l'efficacité des leçons de chant, M. Giraud lui conseil des cours de danse. Maintenant cette personne parle et marche, au bout de 9 mois elle retrouve son autonomie à 95 %.

Suite à un coma, le cerveau reptilien (voir le chapitre 1) recommence à fonctionner, la personne est capable à nouveaux de réaliser des gestes simples, elle réouvre doucement les yeux. Mais qu'en ait-il de la motricité, de la conscience ? Comment restaurer ces lésions qui ont endommagé le cerveau ?

La pratique artistique la mieux adaptée aux personnes cérébro-lésées semble être la musique.

Pour les activités musicales, le cerveau est sollicité pour produire un son, une mélodie. Le chant fait travailler le système neurologique à savoir l'écoute, la concentration, la mémorisation, l'imagination et les perceptions.

Les personnes cérébro-lésées ont besoin d'être constamment encouragées, stimulées pour ne pas perdre leurs acquis physiques et cognitifs récupérés durant la rééducation, c'est pourquoi une prise en charge rapide en art-thérapie est recommandée. Une affinité entre le patient et l'activité artistique est également souhaitée car l'amélioration de son état dépendra de sa motivation pour y arriver. Le but de la rééducation c'est de trouver le moteur le plus adapté.

Étude de cas n°2 : Mémoire de Claire Plaisant
L'anamnèse :
Melle G, née le 13/12/1967, est dans le service de Médecine Physique et de Réadaptation de l'hôpital de Blois depuis 8 ans, elle est hospitalisée le 09/02/1994 suite à un accident de la voie public entraînant un traumatisme crânien grave. On lui a posé une sonde de gastrostomie* depuis le 16/03/01.

Les objectifs généraux :
- rétablir une relation, pour que le patient identifie ces possibilités
- redonner un sens à la notion d'existence, récupérer une confiance en soi

Les objectifs intermédiaires :
- manger par la bouche et s'asseoir dans son lit
- réactiver le carrefour aérodigestif par la pratique du chant
- être mis en fauteuil et descendre en salle d'art-thérapie
- améliorer le comportement dans le service
- accroître l'implication relationnelle

Les résultats :
L'objectif intermédiaire n°1, n°2 : Claire Plaisant a choisi le chant pour solliciter tout l'appareil aérodigestif, en effet sa pratique favorise la mobilité bucco-faciale.

Après plusieurs semaines, Mlle G. a pu manger de nouveau, sa sonde a été retirée. Il semble que Mlle G. formule par le chant des idées qu'elle ne peut exprimer sans un support médical. L'utilisation d'aires cérébrales concernant le langage ou la musique, peut être juxtaposée ; le chant serait un support de substitution à un langage déficient en utilisant des aires corticales non lésées.

L'objectif intermédiaire n°3 : Rapidement, un fauteuil a été mis à sa disposition, Mlle G. est descendue en salle d'art-thérapie, a pratiqué le chant et les percussions.

L'objectif intermédiaire n°4 : Au cours des séances qui constituent cet objectif, Claire Plaisant note un retour à des phrases stéréotypées, un refus de la situation pathologique avec également une angoisse qui freine le processus de restauration.

Puis Mlle G. retrouve son calme et son bien-être est perçu dans le service avant et après la séance d'art-thérapie.

L'objectif intermédiaire n°5 : l'implication relationnelle se développe en séance d'art-thérapie, mais reste à accroître dans le service.

Après 8 ans passées dans le service dans un état végétatif, aujourd'hui Mlle G. se nourrit de nouveau par la bouche alors qu'elle était gavée par une sonde, elle se déplace en fauteuil roulant alors qu'elle ne quittait pas son lit, elle est suivi tous les jours par une orthophoniste et se rend 2 fois par semaine en ergothérapie.

IV. PERSONNES EN FIN DE VIE DANS UN SERVICE DE SOINS CONTI-NUS POUR MALADIES GRAVES EN PHASES TERMINALES

1. Les conséquences de la maladie

L'aggravation de la maladie, les traitements (radiothérapie, chirurgie, chimiothé-rapie) altèrent l'image du corps (fonte musculaire, fatigue, amaigrissement, alopécie). L'altération physique s'accompagne d'une perte progressive d'autonomie, elle doit renoncer à sa pudeur. Cette perte de l'image de soi entraîne une perte de l'estime de soi.

2. Prise de conscience de la nécessité de créer une médecine de la fin de vie

Dans les années 70, les autorités commencent à aborder la nécessité de créer des Unités de Soins Palliatifs, le but étant d'améliorer et de privilégier « la qualité de vie » de la personne mourante et de favoriser l'accompagnement de l'entourage affectif de la personne.

3. L'art-thérapie permet de considérer la personne comme un individu autonome et permet d'améliorer sa qualité de vie

L'art-thérapie va considérer les facultés humaines qui fonctionnent (sensorialité, l'imaginaire, la sensibilité, la créativité, les émotions et le plaisir) et les aide à se déve-lopper et entretient ces capacités naturelles. Ce support de soins exploite les ressources intérieurs et naturelles de la personne et permet la recherche du Beau, du Bien, du Bon. L'activité artistique permet à la personne de stimuler sa créativité, son idéal esthétique et de prendre plaisir à produire, elle peut relancer l'appétence de vivre dans un contexte de maladie grave et de fin de vie.

L'art-thérapie prend en compte les qualités et les ressources de la personne dans sa globalité mais également ses souffrances afin qu'elle puisse se sentir libre de les exprimer. La personne pendant les séances trouve une écoute, une disponibilité à travers l'intervenant. La production peut devenir le témoin de son ressenti et de son vécu intérieur.

4. L'art-thérapeute adapte le suivi en fonction de l'état de santé de la personne

L'état de santé des personnes en fin de vie est précaire, c'est pourquoi l'art-thérapeute prend connaissance de l'état de santé du jour du patient avant de le rejoindre. Les activités artistiques ne doivent pas mettre le patient en échec.

L'état de santé de certaines personnes est tellement altéré que le suivi en art-thérapie est impossible. Il est vrai que lorsque les symptômes ne sont pas soulagés, la personne est dans un état de mal-être et ne peut s'ouvrir à son environnement et son entourage, chose que l'art-thérapie se destine essentiellement.

Ainsi un état instable rend le suivi précaire et irrégulier. L'art reste un moyen complémentaire pour accompagner les personnes qui le désirent afin de leur apporter un peu de réconfort.

La peinture, le dessin, le modelage demande une élaboration de geste et demande d'être active. Or, la période de fin de vie est souvent marquée par l'altération physique et/ou psychologique diminuant cette capacité corporelle. Il convient donc de choisir une activité adaptée.

Arrivé à un stade extrême de la maladie, le suivi en art-thérapie cesse pour laisser place à un accompagnement dominé par la présence, l'écoute et la bienveillance. L'écoute musicale permettrait de prolonger un suivi et d'accompagner la personne à travers un support artistique qui continue d'impliquer les notions de découverte, de sensibilité, de plaisir sensoriel, d'émotion.

Un autre aspect de l'art-thérapie pourrait contribuer à un processus de deuil tant pour la personne que pour son entourage. En effet, la production artistique est le prolongement de la personne, elle continue d'exister après son décès. Certains se sentent rassurés de penser que la famille les gardera. A travers l'œuvre, le malade laissera une empreinte de lui.

5. Exemple d'un type de maladie courante de fin de vie : le cancer

5.1. Influence du psychisme sur le cancer

Le Dr Michel Moirot, au début des années 90, présentait les conclusions de longues années d'investigations médicales sur l'origine des cancers. Il écrivait à ce propos : « *J'ai étudié en détails des centaines de sujets atteints de cancers. Tous, sans aucune exception, étaient victimes de rejets social ayant joué un rôle déclenchant et aliénant dans le processus cancérigène* ». (...) « *Un choc affectif heureux peut guérir un cancéreux s'il éprouve de nouveau, à la suite de ce choc, la joie de vivre* ».

En général, depuis plus d'un demi-siècle, des centaines de chercheurs s'intéressent aux effets que l'esprit peut exercer sur le corps et notamment sur la biologie de l'individu. Leurs observations montrent clairement que les émotions jouent un rôle déterminant dans le processus de maladie et de santé. Des études rigoureuses mettent en évidence une amélioration significative de la qualité de vie de personnes gravement malades (diminution de la douleur, des nausées et vomissements, troubles digestifs, insomnie, anxiété et dépression).

Cette science alliant la psychologie, la neurologie, l'immunologie et l'endocrinologie, en d'autre termes les liens unissant l'esprit et le corps, permet par exemple d'observer une stimulation des défenses naturelles de l'organisme, notamment les cellules NK (Natural Killer) et par conséquent une augmentation ainsi l'espérance de vie. (P. Zveguinzoff, dans La *psycho-neuro-immunologie*)

5.2. Enquêtes sur les biens faits de l'art-thérapie

Le 24 janvier 2006, un autre article publié dans *le journal of Pain and Symptom Management* intitulé : «soulagement des symptômes dans le cancer : utilisation innovatrice de l'art-thérapie» est réalisé à l'hôpital du nord-ouest, chicago.

Le but spécifique de cette étude était de déterminer l'effet d'une session d'une heure d'art-thérapie sur la douleur et d'autres symptômes communs aux hospitalisés. La balance d'évaluation de symptôme d'Edmonton (Edmonton Symptom Assessment Scale : ESAS) et l'index d'inquiétude d'État-Trait de Spielberger (STAI-S) ont été employés avant et après la séance d'art-thérapie pour mesurer les symptômes. Les chercheurs ont recrutés 50 patients, 29 femmes et 21 hommes. Tous les sujets souffraient d'un cancer depuis 2 ou 3 ans et recevaient des traitements de chimiothérapie ou de radiothérapie. Il y avait statistiquement des réductions significatives dans 8 des 9 symptômes (douleur, fatigue, nausée, dépression, anxiété, somnolence, manque d'appétit, bien-être général et difficultés respiratoires) mesurés par l'ESAS, comme des différences significatives dans la plupart des domaines mesurés par le STAI-S. Les chercheurs ont été notamment surpris de constater que les sujets se sentaient moins fatigués. Ce bénéfice n'avait jamais été associé à l'art-thérapie auparavant. La nausée est le seul symptôme à ne pas avoir été amélioré par l'art-thérapie. Cette étude fournit l'évidence naissante de l'efficacité de l'art-thérapie en réduisant un large éventail de symptômes chez ces personnes hospitalisées.

Dans la revue Psycho-oncologie, une enquête est réalisée sur l'atelier «cancer et créativité» hollandais et regroupe 39 participants. Apparemment cet atelier répond bien aux besoins des participants qui visent la découverte, l'expression, la capacité à assumer leur cancer et la maîtrise de leurs sentiments, parallèlement à l'épanouissement personnel et le contact avec les autres personnes atteintes de cancer. Les participants affirment qu'ils ont changé dans un sens positif, notamment au niveau du contrôle de leurs émotions, de la mise en route d'un processus de prise de conscience et du développement créatif.

V. LES HANDICAPÉS MENTAUX

1. Définition

Handicap: désavantage, ou infériorité sociale et professionnelle, résultant d'une maladie mentale. Ce terme entre dans le vocabulaire médico-social en France avec la loi du 23 novembre 1957 sur le reclassement des travailleurs handicapés: « est considérée comme travailleur handicapé (...) *toute personne dont les possibilités d'obtenir ou de conserver un emploi sont effectivement réduites par la suite d'une insuffisance ou d'une diminution de ses capacités physiques et mentales* ».

Une personne handicapée physique a une déficience au niveau moteur. On parlera d'infirmité et/ou d'invalidité.

Une personne handicapée mentale a une déficience au niveau de l'esprit. Le handicap mental se réfère à deux composantes essentielles:

- un fonctionnement intellectuel général significativement inférieur à la moyenne de la population.

- Un déficit d'adaptation sociale, une incapacité de répondre aux exigences de la société. Il est important de bien distinguer maladie mentale et handicap mental et ceci dans le but de bien adapter l'intervention.

2. Le handicap est une déficience c'est-à-dire un manque et/ou un retard par rapport à la normalité

Le handicap mental est lié à la notion de quotient intellectuel :

Le quotient intellectuel ou « QI », est déterminé par l'opération arithmétique suivante :

$$\frac{\text{Âge mental}}{\text{Âge réel}} = QI$$

L'âge mental est déterminé par un test « *chargé d'items verbaux ou en rapport avec l'éducation, c'est-à-dire à l'origine socioculturelle (...)* » de la personne testée. A. Balitran.

Le but est de déterminer la déficience mentale par un décalage (négatif) entre l'âge mental et l'âge réel d'un individu. Ce décalage traduit un retard du développement.

3. Les causes des insuffisances mentales

En fonction de la date de survenue du handicap, on peut classer :

- le handicap de l'enfant d'origine périnatale entre 22 semaines d'aménorrhée et 8 jours post-natals (30 à 60%)

- le handicap d'origine prénatale (chromosomique ou génétique, les embryofoeto-pathies infectieuses de survenue précoce (20 à 35%)

- le handicap post-natal (infectieux, tumorale ou traumatique) (5 à 10%)

4. Les comportements associables des handicapés mentaux

Comme nous l'avons vu précédemment, la personne handicapée rencontre à l'âge adulte des problèmes avec le monde du travail où l'intégration est difficile. Le niveau du handicap est en majorité consacré à la capacité de l'individu à s'intégrer dans la société.

4.1. Le trouble du langage limite l'expression verbale

La personne handicapée s'exprime par des onomatopées ou par des gestes que seul l'entourage proche est susceptible de décrypter. Elle a des difficultés d'articulation des phonèmes.

4.2. Les troubles affectifs engendrent de graves problèmes
  de communication et d'expression

Conséquences de ces troubles affectifs sur la personne handicapée mentale :

- vulnérabilité importante aux sollicitations du milieu qui l'entoure, elle n'a pas d'esprit critique

- sentiment de dévalorisation : quatre éléments entrent souvent dans la genèse de ce sentiment de dévalorisation

- la répétition des échecs

- les interrogations de la personne handicapée mentale sur son éventuelle normalité et sur son avenir

- le manque de confiance en soi est souvent lié au manque d'insécurité qui règne dans le milieu familial de la personne handicapée. Ce manque de confiance empêche les prises d'initiative et le désir d'autonomie.

- la ségrégation vis-à-vis des déficients mentaux participe à ce sentiment de dévalorisation. Il est aussi un facteur de marginalisation et participe à la difficulté de se construire une identité cohérente.

4.3. L'absence de sentiment d'identité empêche la socialisation
  de la personne handicapée

L'élaboration de l'identité suppose une confiance en soi ainsi qu'une croyance profonde en ses capacités (la dévalorisation de lui-même va à l'encontre d'un tel sentiment). Pour que le sujet ait confiance en lui-même il faut qu'il ait le sentiment de servir à quelque chose (la ségrégation qu'il rencontre lui rappel sans cesse son inefficacité). Le sentiment d'identité suppose une intégration sociale par le travail, mais aussi conjugale et parentale (ces objectifs ne pourront très souvent jamais être atteints).

5. Créativité et handicap

« À quoi sert donc l'art, sinon nous permettre d'organiser le monde, autrement que par le langage ? »

« Pourquoi les handicapés mentaux sont-ils souvent si sensibles à l'art ? »

« L'activité artistique et créatrice de la personne handicapée peut-elle transformer certaines représentations négatives du handicap mental ? »

« L'acte de création permet-il systématiquement l'épanouissement de la personne déficiente ? »

« Quels messages le handicap a-t-il à transmettre à la société, et de quelles expériences pouvons-nous être le relais ? »

Toutes ces questions ont fait l'objet d'un colloque, organisé fin 1998 par l'Association des parents d'enfants inadaptés (APEI) et par le Groupe d'Etudes et de Formations Sanitaires et Sociales (GEFSS) de poitiers.

Les capacités qui sont propres aux handicaps mentaux, les rendent d'emblée plus aptes aux apprentissages : ils se révèlent coopérants. Pleinement satisfait quand ils réussissent, vulnérables, ils sont hypersensibles à l'échec. Pour un art-thérapeute il est donc indispensable de connaître parfaitement le niveau des activités qu'on leur propose, afin de leur éviter d'être confrontés à l'échec.

L'association Personimages organise des expositions d'œuvres d'art d'handicapés mentaux : c'est un moyen de créer une socialisation et une relation avec l'autre (le thérapeute) mais aussi et surtout les autres du même atelier ou bien extérieur à l'atelier. L'exposition de travaux à l'extérieur de l'atelier est l'aboutissement du processus créatif et elle permet de créer une nouvelle intention pour renouveler le processus de création.

L'exposition est un moyen de dialoguer avec le regardeur qui observe les productions. L'œuvre va créer une relation entre le malade et le spectateur. Pour que cette relation s'établisse, il faut que le malade assiste à cette exposition pour pouvoir connaître les réactions des spectateurs et éventuellement engager avec eux une communication.

Mais pour que cette action soit bénéfique pour le malade, les travaux doivent être exposés avec son consentement. C'est la condition sine qua non pour que l'exposition lui soit bénéfique, à la fois pour son aspect relationnel mais aussi pour le sentiment valorisant qui en résulte.

6. Le théâtre

6.1. Quelques exemples d'ateliers

L'expression théâtrale est davantage centrée sur le mime en raison de la pauvreté verbale. Néanmoins beaucoup y excellent car ils ont la faculté d'être de fins observateurs.

À Rennes, par exemple, la compagnie «Le moindre mot» est née de l'atelier théâtre expression de l'association Entr'actes dont la mission, depuis 1987, est l'accompagnement d'adultes handicapés dans leur temps libre. Le travail se fait en lien avec les tuteurs, les infirmiers de secteur, les éducateurs de suite...Il s'agit de donner aux personnes handicapées mentales «*les moyens d'améliorer leurs capacités d'expression, de relation, de communication*», de favoriser l'éveil culturel et une meilleure insertion sociale, de constituer des réseaux relationnels, de vivre des moments de plaisir.

Dans la Mayenne, la compagnie de «l'Aube» intervient dans plusieurs foyers. Ses objectifs: «*Permettre à la personnalité de s'épanouir dans le respect d'autrui et de soi-même et, par cela, faciliter l'intégration dans un groupe, dans la collectivité et ses valeurs».*

Cet aspect du théâtre est d'avantage ludique que thérapeutique, ce n'était que par goût que les personnes handicapées s'investissaient. Mais un projet différent est apparu dans un autre établissement, porté par une psychologue : le théâtre serait envisagé comme une réponse à un malaise, à vocation davantage thérapeutique.

À Dieppe, un atelier de jour du Ravelin est mis en place et accueille des adultes déficients intellectuels *«pour qui il est essentiel de bénéficier d'activités visant la plus grande intégration possible».* Dans cet atelier, l'expression créatrice est privilégiée et, un atelier d'arts plastiques était venu compléter un travail déjà initié dans le domaine de l'expression corporelle, théâtrale et musicale.

6.2. L'expérience du théâtre du Cristal

Au départ, le théâtre du Cristal est une compagnie «classique», qui accueil progressivement les personnes handicapées mentales, et d'une activité marginale, le travail avec les handicapés devient l'essentiel du travail. Les spectacles sont joués dans le réseau des établissements culturels publics français et les festivals spécialisés. L'essentiel des financements provient de la culture ou de financements conjoints culture/handicap (DRAC*, conseil général...).

La production des handicapés mentaux ne doit pas être classé dans une catégorie de seconde zone. Les handicapés mentaux ne sont ni sous-douées, ni sur-douées pour le théâtre.

Du côté du public...

Le jeu des handicapés fait partie d'un type propre à eux, notamment lorsque le handicap se voit physiquement. Leur jeu peut se ranger dans une catégorie particulière présentant une dimension spécifique marquée par une intensité des émotions et de l'expression, une forte authenticité, des ruptures dans le jeu aussi brusques que radicales, discontinuité. Ce type non conventionnel repose sur l'esthétique du fragment.

Du côté des acteurs...

Les buts thérapeutiques sont inexistants dans cette compagnie, mais involontairement, il semble que le théâtre ait un effet bénéfique, il est difficile de déterminer ce qui produit ces résultats puisque l'activité n'a pas été définie pour d'autres objectifs que ceux qui découlent d'une nécessité artistique. Les effets observés : revalorisation de l'estime de soi, meilleur investissement du corps, expression plus libre des émotions.

En fonction des thèmes choisis pour les pièces, les acteurs trouveront soit des affinités soit des écarts avec leur handicap, provoquant une mobilisation psychique. Les handicapés se définiront ensuite plus en tant qu'artiste que malade, et cette transposition change la vision du public, d'un a priori négatif et compassionnel, le public présentera un intérêt, une curiosité et de l'admiration.

6.3. Pourquoi le théâtre ?

La pratique théâtrale regroupe une multitude de techniques nécessaires à la réussite d'une production artistique.

Les différentes techniques représentatives de cet art de la scène : la représentation, le rythme, le corps, la voix, la notion d'espace, les expressions des sentiments, l'imagination, la mémorisation, la concentration, le masque, le costume, le maquillage, le mime, l'improvisation, les notions d'acteurs et de spectateur.

Le mime permet à la personne de prendre conscience de son corps et de supprimer le superflu du langage verbal.

Le masque permet de se dévoiler tout en se protégeant du regard de l'autre. De plus ces personnes sont souvent sujettes à des troubles de l'expression, cette technique artistique pourra alors leur offrir la possibilité de s'exprimer d'une autre manière que par la parole.

L'improvisation est une technique d'enseignement pour les acteurs, permettant de développer la créativité, l'écoute et l'échange. Cette technique est intéressante pour les handicapés mentaux dans la revalorisation de soi et dans leur relation avec les autres.

Le théâtre, de part ces multiples techniques permet, aux personnes handicapées mentales d'améliorer leurs potentiels communicationnels.

7. Atelier d'handicapés mentaux à l'hôpital Pasteur de Poitiers

Dans le pavillon Grignion de Montfort, j'ai assisté à un atelier de peinture dirigé par Laurence Fort. Ces personnes vivent dans un microcosme, ils ne côtoient jamais de personnes extérieures mises à part bien sûr le personnel soignant et leur famille.

Une personne bénévole vient aider Laurence Fort, en effet c'est un groupe qui demande beaucoup d'attention, ils ne sont pas autonomes.

1er cas : M. D.

Histoire de M. D. : né en 1939, il vit en institution depuis le 6 décembre 1956. Le motif d'entrée en institution figurant sur son dossier est : débilité mentale indéterminé, capable d'intégration sociale, sans aucun traitement. Ses distractions sont la télévision, il participe à toutes les sorties, se rend au pèlerinage de Lourdes chaque année. Il paraît seul en collectivité, dessine car ne parle pas. Dès le début des ateliers, semble très heureux de peindre lui permettant de raconter son vécu en couleur.

Évolution : il commente ses peintures, verbalise de plus en plus ce qu'il veut exprimer sur sa feuille. Afin de faire comprendre son message, il utilise de plus en plus de détails, développe son sens de l'observation. Cet atelier lui donne l'impression d'exister dans un groupe, il est moins solitaire et communique d'avantage.

2ème cas : M. M.

Histoire de M. M. : né en 1958, il est hospitalisé depuis l'enfance, rythmé par la vie dans l'institution. Suite à une encéphalopathie, il a un retard psychomoteur.

Dès le commencement des ateliers d'art-thérapie, il manifeste un contentement mais il reste très en retrait, ne communique pas, fuit le regard, de plus il ne faut pas s'approcher trop près de lui. Il peint sur des petites feuilles à plat.

Évolution : un phénomène déclencheur semble tout bouleverser, l'exposition des peintures à l'hôpital Pasteur. Il s'arrête devant chacune, les regarde longuement et redessine les traces dans l'espace avec de grands gestes. Laurence Fort, décide de lui donner un chevalet et de grandes feuilles, et M. M. prend un autre tournant : il chante en peignant, il prend vraiment du plaisir à peindre. Son comportement ne cesse d'évoluer, il s'ouvre aux autres, il attend Laurence Fort dans le couloir avant l'atelier, elle peut maintenant s'asseoir à côté de lui.

Il retourne à l'atelier de gymnastique qu'il avait délaissé.

Pour ces résidents l'acte créateur est pleinement une autre façon de s'exprimer et d'exister comme individu au sein d'une collectivité. Ceci développe un renforcement de l'identité et de la confiance en soi.

Plus on leur pose de limites et de contingences, plus cela les aide à se construire.

VI. LE COMPORTEMENT DÉLINQUANT ET VIOLENT D'APRÈS LE MÉMOIRE DE A. PECOT

La délinquance correspond en psychologie à « *des conduites symptomatiques complexes, multidimensionnelles qui s'expriment par la transgression des règles sociales et des interdits et dont la signification varie d'un simple appel jusqu'à l'expression d'un trouble psychopathique* ». Selosse J. dictionnaire de psychologie. 1991.

1. Les déterminants neurobiologiques au phénomène de la violence sont repérables

Après des études neuroanatomiques, des liens sont établit entre des aires du cerveau et des comportements : par exemple le système d'appétence et de récompense semblerait avoir un lien avec l'aire hypothalamique latérale, tandis que le système d'aversion et de défense semblerait plutôt lié à l'hypothalamus médian et la substance grise périaqueducale. Ce serait par conséquent les principales structures jouant un rôle dans les comportements agressifs.

De plus des structures du système limbique telles que le septum, l'amygdale et le cortex préfrontal sont les principaux responsables d'une réactivité émotionnelle individuelle. Par exemple pour confirmer ce propos, des études ont été réalisées chez l'animal montrant qu'une lésion du septum induisait une hyperactivité émotionnelle et augmentait l'agressivité.

2. Les déterminants neurochimiques et divers facteurs biologiques

L'étude des neurotransmetteurs (transmission GABA-ergique, dopaminergique, antagonistes des récepteurs opioïdes) et des autres facteurs biologiques (hypoglycémie, taux élevé de testostérone) montrent un lien entre la consommation de drogues et la criminalité, et le contrôle chimique de l'agressivité.

3. Les effets de l'incarcération sont d'ordre somato-psychique

Les témoignages de professionnels intervenant en prison confirment l'impact tant somatique que psychique de la détention sur toute personne incarcérée. Une incarcération peut faire naître nombre de troubles réactionnels, de la névrose carcérale jusqu'à la psychose en passant par l'aggravation de troubles psychologiques antérieurs.

3.1. L'incarcération constitue une épreuve pour le corps

- l'incarcération implique une privation de la liberté d'aller et venir
- l'incarcération induit une perte d'intimité
- l'incarcération engendre une dislocation de l'horloge biologique : ainsi une personne nouvellement détenue perd tous ces repères spatio-temporels
- l'incarcération entraîne une perte de la stimulation des sens

3.2. L'incarcération constitue une épreuve pour l'esprit

L'incarcération soumet l'individu à une dépendance relationnelle : les visites sont autorisées ou non par le juge ou le directeur de la maison d'arrêt.

L'incarcération impose une promiscuité non choisie, gênante, empêchant l'évasion et la vie intérieure.

L'incarcération favorise « *le risque de contamination des plus amendables par les plus pervertis* ». Jean-Claude Soyer. Droit pénal et procédure pénale, 9ème éditions.

4. L'intérêt de l'art-thérapie chez les personnes incarcérées

L'art sollicite le langage du corps : stimulation des facultés sensorielles et motrices.

L'art donne un moyen d'évasion de l'esprit : en utilisant le monde des sens car lorsque l'activité n'est pas que reproduction elle demande un travail à l'esprit. Ainsi la recherche du beau permet de détourner l'esprit séquestré le temps d'un atelier.

On retrouve ici le pouvoir cathartique de l'art, permettant le déchargement des tensions à tendance pulsionnelle dans ce cas. L'art tente de dissiper ces frustrations.

4.1. Application pratique de l'art-thérapie en prison

L'établissement pénitentiaire, S.P.I.P* et U.C.S.A* sont les trois grandes structures dans le cadre d'une incarcération.

Le S.P.I.P est chargé du suivi individuel relatif à la mise en œuvre de la peine. L'U.C.S.A est chargée du suivi médico-psychologique durant le temps de peine. C'est dans le cadre des missions du S.P.I.P relatives à la prévention des effets désocialisant de l'incarcération et à la prise en charge des personnes en vue de leur réinsertion que vient s'inscrire la mise en place d'un atelier d'art-thérapie au sein de chacun des quartiers de l'établissement pénitentiaire.

Des critères de sélection doivent malgré tout être respecté :

- la peine doit être suffisamment longue pour que soient mené à bien les objectifs thérapeutiques

- la personne concernée doit être partie prenante

- la prise en charge doit émaner d'une indication (S.P.I.P) ou prescription (U.C.S.A)

La méthode et la déontologie sont précisées :

- une à trois séances d'identification/confirmation des problématiques susceptibles d'être résolues, des facteurs déclenchants de la motivation intrinsèque…

- une détermination de protocole individuel adapté

- une coordination interdisciplinaire hebdomadaire

- un bilan individuel de fin de prise en charge.

Déontologiquement, tout contrat thérapeutique s'inscrit dans le cadre d'une confidentialité :

- les productions restent la propriété de leur auteur

- l'art-thérapeute doit obtenir l'accord préalable de l'auteur avant toute utilisation verbale ou écrite.

La chronologie de la procédure

- une fiche d'ouverture constitue le support d'une première rencontre (**Annexe 12**)

- une grille d'observation permet de répertorier un ensemble de données générales

- un registre de communications vient compléter les éléments individuels de la grille d'observation

- un registre technique détaillé permet l'accumulation progressive de modes variés et pertinents d'utilisation du média.

4.2. Dans un centre éducatif et social

Pour les adolescents pré-délinquants, les travailleurs sociaux utilisent de plus en plus souvent les médiations artistiques pour mener leur action. Ils organisent par exemple la réalisation de fresques murales dans des locaux désaffectés.

Conclusion

L'évolution en art-thérapie s'est ressentie sémantiquement par le passage du terme psychothérapie au terme thérapie. La suppression du « psycho » est très représentative du passage d'un objectif de travail psychique à celui de modifications purement comportementales. Cet avènement en tant que technique de soins s'avère récent, mais cependant antérieur à la révolution des chimiothérapies psychotropes.

Historiquement, le secteur hospitalier a été le premier à voir naître des expositions d'art, cette thérapie répondant à des besoins hors du commun. Dans les premiers temps de la psychiatrie, il fallait faire preuve d'inventivité face aux prises en charge pesantes des malades mentaux.

L'arrivée des neuroleptiques a plus ou moins évincé ces méthodes naturelles, puis un renouveau s'est amorcé, mettant l'art-thérapie au rang des techniques adjuvantes, amenant un plus à la chimiothérapie. L'équilibre délicat d'un traitement dépend de nombreux facteurs, en commençant par le dosage optimum des médicaments d'une part pour l'efficacité du traitement, d'autre part ce dosage est primordial dans la perspective d'une expression maximale de la créativité des patients dans le cadre d'un atelier d'art-thérapie.

L'art-thérapie a connu un certain succès depuis plusieurs années, mais un effort reste à faire concernant son intégration dans les milieux médicaux. En effet, elle n'apparaît jamais comme technique de soin dans les programmes de réhabilitation et les stratégies de réinsertion, dans les articles de psychiatrie.

Au même titre que les médicaments, les médecins doivent-ils avoir recours à une prescription ?

À la différence de la prescription médicamenteuse, une concertation d'équipe, un entretien préalable avec l'art-thérapeute, des bilans réguliers doivent constituer un environnement spécifique autour du patient. L'art-thérapie ne peut dépendre du seul prescripteur.

Médicaments et art-thérapie seraient tous les deux prescrit dans un but commun, celui de l'amélioration de l'état psychique du patient, mais les moyens pour y parvenir sont diamétralement opposés. Les médicaments peuvent apaiser le patient très rapidement cependant ils agissent bien souvent sur une cible spécifique et à l'arrêt de ceux-ci, les symptômes reprennent de plus belle. L'art-thérapie, demande au contraire un long travail avant que ne soit ressenti l'émergence d'une amélioration clinique. En revanche ce concept de prescription un peu simpliste pour ce genre de traitements, s'avère nécessaire dans certaines situations. L'expérience avec certains des psychotiques ou adolescents, révèle la nécessité que cette indication soit justement prononcée et entendue comme une prescription.

En outre, l'art-thérapie est toujours employé dans une visée curative, une fois que la maladie est installée, mais ne pourrait-elle pas devancer cette installation psychopathologique et intervenir dès les prémices, les premiers signes dans un but préventif ?

Effectivement, dès qu'une difficulté psychologique, sociale, une détresse survient, l'art-thérapie serait un moyen pour exprimer ces angoisses pour mieux les évacuer. Et avant que celles-ci n'envahissent la vie psychique du sujet, l'art-thérapie stopperait le processus. Son lieu d'action ne serait plus dans les hôpitaux puisque les sujets ne sont pas encore malades, mais dans des cadres sociaux, éducatifs pour les enfants avant un échec scolaire par exemple.

Ces nouvelles propositions ouvrent un champ d'application plus large à cette discipline. De plus, de par l'originalité de son fonctionnement l'art-thérapie permet de biaiser la vision traditionnelle d'une thérapie classique. Le malade se soigne ainsi à son insu, et la relation triangulaire qu'il entretien avec le thérapeute via l'activité artistique le déjoue de ces a priori sur la thérapie en général, évitant ce dualisme thérapeute-malade parfois gênant.

BIBLIOGRAPHIE

LIVRES :

BALITRAN A. – *Atelier d'art-thérapie à dominante théâtre visant à favoriser les potentiels d'expressions, de communications et de relations des personnes atteintes de handicap mental* – Poitiers 2006.

BEHERAN – *Une expérience d'art-thérapie à dominante arts plastiques auprès de personnes en fin de vie dans un service de soins continus actifs pour maladies rares, évolutives et terminales* - Mémoire pour l'obtention du Diplôme Universitaire d'art-thérapie, année 2005, Université François Rabelais, Faculté de Tours.

BOUHANA M. – *La confection de costumes en art-thérapie peut aider des personnes psychotiques à une restauration de leur vie quotidienne* - Mémoire pour l'obtention du Diplôme Universitaire d'art-thérapie, année 2006, Université de Poitiers. Faculté de Médecine et de Pharmacie.

BOURRE J.-M. – *La diététique du cerveau, de l'intelligence et du plaisir* – Ed. Odile Jacob. Avril 1990.

BOWNDS D. M. – *La biologie de l'esprit* – Ed. Dunod, 2001.

BROUSTA J. – *Santé et création : non à l'hospitalo-centrisme* - Humeur et pratique d'art-thérapie sous la direction de SUDRES J.-L., ROUX G., LAHARIE M. Ed. L'Harmattan, coll. Psychanalyse et civilisations. 2003.

BROUSTA J. – *Création, théâtre, culture et lien social* – Revue Française de Psychiatrie et de Psychologie Médicale. N°8. Mai 1997

BUBIEN Y., EVEN R., GLORION B., GALAVERNA O. – *Culture à l'hôpital, culture de l'hôpital* – Dossier Hôpital et Europe, Sève. Presses de Sciences-Po. N° 3, 2004/2.

CAPDEVILLE J.-P., CHARNIER F., CHEVROLLIER J.-P., FORESTIER R., LAROCHE-GASARABWE E., LE FOURN J.-Y., SAINDELLE A., TELLIER C., THOUVENOT F., THOUVENOT J. – *Les bases de l'enseignement en art-thérapie – Les bases conceptuelles – Apport des sciences – Exemples d'applications pratiques.* Publications de l'Université de Tours, AFRATAPEM, 1990.

CARDIN F. – *L'art-thérapie proposée à des adultes dépressifs et présentant des conduites suicidaires en psychopathologie* - Mémoire pour l'obtention du Diplôme Universitaire d'art-thérapie, année 2006, Université de Poitiers. Faculté de Médecine et de Pharmacie.

CASTANY C. – *Le geste créateur, intermède de la schizophrénie* – Thèse de Médecine DES de psychiatrie, année 2006, Faculté de Médecine de Lille.

CHAIGNEAU M. – *Une expérience d'art-thérapie à dominante danse auprès d'un enfant polyhandicapé présentant des troubles de la relation* – Mémoire pour l'obtention du Diplôme Universitaire d'art-thérapie, année 2004, Université François Rabelais, Faculté de Tours.

CHANGEUX J.-P. – *Raison et plaisir* – Ed. Odile Jacob, juin 2002.

CHANGEUX J.-P. – *L'homme neuronal* – Ed. Fayard. Coll. Le temps des sciences. 1991.

CHARBONNIER J.-M. – *Mélancolie génie et folie en occident* – Connaissance des arts (hors série), n°126, 2006.

CHEMAMA-STEINER B. – *Expression artistique et médiation thérapeutique* - Annales Méd. Psychol. Ed. Scientifiques et Médicales Elsevier, Paris, 2003.

CLOTTES J., LEWIS-WILLIAMS D. – *Les chamanes et la préhistoire. Transe et magie dans les grottes ornées* – Arts rupestres, Le seuil, Paris, 1996.

COUDER O. – *Théâtre et handicap : l'œuvre à construire* – Vie Sociale et Traitements. N°88, 2005/4.

DANCHIN L. – *Art brut, art-thérapie points communs et différences* - Humeur et pratique d'art-thérapie sous la direction de SUDRES J.-L., ROUX G., LAHARIE M. Ed. L'Harmattan, coll. Psychanalyse et civilisations. 2003.

DE MAXIMY O. – *L'Art-Thérapie à dominante chant au service de personnes âgées en maison de retraite* - Mémoire pour l'obtention du Diplôme Universitaire d'art-thérapie, année 2005, Université François Rabelais, Faculté de Tours.

DENNER A. – *Les ateliers thérapeutiques d'expression plastique* – Ed. ESF, coll. psychothérapies. Méthodes et cas. Paris, 1980.

DENTON D. – *Les émotions primordiales et l'éveil de la conscience* – Ed. Flammarion, Paris, 2005.

DREMIERRE V. – *Atelier a dominante graphisme auprès d'adolescents autistes très démunis* - Mémoire pour l'obtention du Diplôme Universitaire d'art-thérapie, année 2003, Université François Rabelais, Faculté de Tours.

DUBOIS A.-M., MIQUELARENA M., POMMERET N. - *Art-thérapies* – Encyclopédie Médico-chirurgicale. Ed. Scientifiques et Médicales Elsevier, Paris, 2001.

FORESTIER R. – *Tout savoir sur l'art-thérapie* – 2ème ed. Favre, 2001.

FORESTIER R., CHEVROLLIER J.-P. – *Art-thérapie, des concepts à la pratique* – Ed. Cantigas, 1982.

FRADIN F., FRADIN J. – *L'art-thérapie peut-elle être scientifique ?* - Humeur et pratique d'art-thérapie sous la direction de SUDRES J.-L., ROUX G., LAHARIE M. Ed. L'Harmattan, coll. Psychanalyse et civilisations. 2003.

GRANIER F. – *Bilan d'années d'art-thérapie* - Annales Méd Psychol. Ed. Scientifiques et Médicales Elsevier, Paris, 2003.

GUILLEMIN E., DELATTE A. C., GERMAIN M., KROELL F., GUILLEMIN F. – *De l'utilité thérapeutique d'un espace d'exposition artistique dans un établissement de soins* – Bulletin du cancer. Volume 87, N° 12, décembre 2000.

HECKLEN A.-C. - *Une expérience d'art-thérapie à dominante Arts Plastiques auprès de personnes âgées atteintes de démence de type Alzheimer et leurs proches* - Mémoire pour l'obtention du Diplôme Universitaire d'art-thérapie, année 2006, Université de Poitiers. Faculté de Médecine et de Pharmacie.

HESSE P. – *L'œuvre finie, le processus perdu. « La face cachée de la lune »* - Humeur et pratique d'art-thérapie sous la direction de SUDRES J.-L., ROUX G., LAHARIE M. Ed. L'Harmattan, coll. Psychanalyse et civilisations. 2003.

HOLF C. – *Art-thérapie et maladie d'Alzheimer* – Ed. L'essentiel, février 2006.

JEANNEROD M. – *Les neurosciences à l'orée du XXIe siècle* – Études 2002/4, Tome 396, p.469-481.

KLEIN J.-P. – *L'art-thérapie* – Ed. Presses Universitaires de France. Coll. Que sais-je ?, 2002.

KOEBEL-GNOS V. – *Une expérience d'art-thérapie à dominante Arts Plastiques auprès de sujets victimes de lésions cérébrales* – Mémoire pour l'obtention du Diplôme Universitaire d'art-thérapie, année 2007.

LACAMBRE P-L. – *Le cirque, un outil thérapeutique ?* - Thèse de Médecine Mention psychiatrie, N°121, année 2002, Université Louis Pasteur, faculté de Médecine de Strasbourg.

LAFRAGUE G. – *La formation des animateurs d'ateliers d'expression créatrice à visée thérapeutique* – Revue Française de Psychiatrie et de Psychologie Médicale, N°8. Mai 1997.

LELIEVRE A. – *Art-thérapie en milieu psychiatrique : une expérience d'art-thérapie à dominante photo auprès d'adulte schizophrènes* – Tours 2005.

LEONARD L., BEN AMAR M. – *Les psychotropes : pharmacologie et toxicomanie* – Les presses de l'université de Montréal, 2002.

LEVAILLANT F. – *L'analyse des dessins d'aliénés et de médiums en France avant le surréalisme* – Dans Hulak F (dir.) La mesure des irréguliers. Nice Z'éditions.1990.

LOTSTRA F. – *Le cerveau émotionnel ou la neuroanatomie des émotions* – Cahiers critiques de thérapie familiale et de pratiques de réseaux. N° 29, 2002/2.

MALINES-TOULEMONDE P. – *Une expérience d'art-thérapie à dominante arts plastiques auprès d'enfants atteints d'un cancer et hospitalisés dans un service d'oncologie pédiatrique* - Mémoire pour l'obtention du Diplôme Universitaire d'art-thérapie, année 2006, Université de Poitiers. Faculté de Médecine et de Pharmacie.

MORIN G. – *Émotion et création artistique* – Aspects physiologiques – Revue Française de Psychiatrie et de Psychologie Médicale N°8, Mai 1997.

MORON P., SUDRES J.-L., ROUX G. – *Créativité et art-thérapie en psychiatrie* – Ed. Masson, Paris, 2003.

MURAT L. – *La maison du Docteur Blanche* – Ed. Hachette, Collection Pluriel histoire, 2001. p: 424.

NADEAU S., FERGUSON T., VALENSTEIN E., VIERCK C., PETRUSKA J., STREIT W., RITZ L. – *Neurosciences médicales* – Ed. Saunders Elsevier. Coll. Campus référence. 2006.

NAINIS N., PAICE J. A., RATNER J., WIRTH J., SHOTT S. – *Relieving Symptoms in cancer: Innovative Use of Art-Therapy* – Journal of Pain and Symptom Management. Volume 31, N°2, février 2006.

PASANISI R. – *Pour une approche psychothérapique intégrée de l'art-thérapie* - Humeur et pratique d'art-thérapie sous la direction de SUDRES J.-L., ROUX G., LAHARIE M. Ed. L'Harmattan, coll. Psychanalyse et civilisations. 2003.

PECOT A. – *Une expérience d'art-thérapie à dominante arts plastiques auprès d'adolescents et d'adultes incarcérés* – Tours 2006.

PEIRY L. – *L'art brut* – Ed. Flammarion, Paris. Coll. Tout L'art. 1997.

PERRIN M. – *Le chamanisme* – Que sais-je?. PUF, Paris, 1995.

PLAISANT C. – *Une expérience d'art-thérapie a dominante musicale auprès de traumatisés crâniens graves* – Mémoire pour l'obtention du Diplôme Universitaire d'art-thérapie, année 2003, Université François Rabelais, Faculté de Tours.

PLANTET J. – *Créativité et handicap* – Lien Social (Dossier). N°474, 18 février 1999.

PLANTET J. – *Le théâtre fait des handicapés mentaux des personnes comme les autres* – Lien Social (Dossier). N°559, 11 janvier 2001.

PRUVOST C. – *Une expérience d'art-thérapie a dominante musicale auprès de personnes cérébro-lésées au sein du foyer d'accueil médicalisé Rorh Mez* – Mémoire pour l'obtention du Diplôme Universitaire d'art-thérapie, année 2007, Université de Poitiers. Faculté de Médecine et de Pharmacie.

ROSENZWEIG M. R., LEIMAN A., BREEDLOVE S. M. – *Psychobiologie* – Ed. De Boeck Université, coll. Neurosciences & cognition, 1998.

ROYOL J.-P. – *Quel regard clinique en art-thérapie ?* - Humeur et pratique d'art-thérapie sous la direction de SUDRES J.-L., ROUX G., LAHARIE M. Ed. L'Harmattan, coll. Psychanalyse et civilisations. 2003.

SARGON S. – *Intérêt d'une pratique artistique dans l'approche d'un enfant autiste : réflexions théoriques et cas cliniques* – Thèse de Médecine, année 2002, Faculté de médecine de Dijon.

STAHL S.M. - *Psychopharmacologie essentielle* - Ed. Flammarion Médecine-Sciences, 2002.

SUDRES J.-L. – *En France l'Art-Thérapie est-elle, peut-elle devenir une profession ?* - Humeur et pratique d'art-thérapie sous la direction de SUDRES J.-L., ROUX G., LAHARIE M. Ed. L'Harmattan, coll. Psychanalyse et civilisations. 2003.

SUDRES J.-L., MORON P., ROUX G. – *La profession d'art thérapeute : étude préliminaire prospective* – Annales Méd. Psychol. Ed. Scientifiques et Médicales Elsevier, Paris, 2002.

TRIFAULT L. – *Un atelier d'art-thérapie à dominante art plastique auprès d'enfants* *atteints de trouble neurolinguistique* – Mémoire pour l'obtention du Diplôme Universitaire d'art-thérapie, année 2004, Université François Rabelais, Faculté de Médecine de Tours.

VISSER A., HOOG M., TAAL J. – *Thérapie créative pour les personnes atteintes de cancer : évaluation de l'atelier « cancer & créativité »* - Revue Francophone de psycho- oncologie. Volume 3, N° 1, mars 2004.

VIVION C. – *La pratique de l'art-thérapie pour améliorer l'estime de soi et l'autonomie chez la personne âgée vivant en institution* – Mémoire pour l'obtention du Diplôme Universitaire d'art-thérapie, année 2005, Université François Rabelais, Faculté de Médecine de Tours.

ZEISEL J. – *Environmental Correlates to Behavioral Health Outcomes in Alzheimer's Special Care Units* – Gerontologist. 43: 697-711. 2003.

ZVEGUINZOFF P. – *La psycho-neuro-immunologie* – Publications : Vous et votre santé, N°62. Août 1998.

WEaBSITES :

• AATQ – Le code déontologie – www.aatq.org

• Résumé du colloque du 18 mai 2006 organisé par la fondation Medric Alzheimer et le Centre de Mémoire de ressources et de recherches – L'art devient traitement – www.agevillagepro.com

• APSAT – Le code de déontologie – www.art-thérapeute.ch

• AFRATAPEM – *LA Guilde AFRATAPEM des art-thérapeutes* – Validé par le conseil d'administration de l'AFRATAPEM le 14 mai 2007 à St-Cyr-sur-Loire. www.art-thérapie-tours.net

• BLONDEL P. – Extrait du livre : *Voir autrement la maladie d'Alzheimer* – Ed. bernet-danillo. www.agevillagepro.com

• CLOTTES J. – *L'art rupestre et le chamanisme* – Janvier 2004, http://clio.fr

nçaise des Art-thérapeutes (code de déontologie). http://ffat.free.fr

• GANDETTE LEBLANC A. – *Quand la musique aide à communiquer !* – remise à jour le 3 juillet 2005. www.petitmonde.com

• INECAT. www.inecat.org

• IRFAT. www.irfat.com

• MONTPIED B. – *Opicinus de Canistri* – Rives et dérives de l'art brut, animula vagula. 21 décembre 2005. http://animulavagula.hautefort.com

• PROFAC. www.artherapie.com

• REVOL J. – Extrait du livre : *Art de débiles, débiles de l'art ?* – http://karaart.com

GLOSSAIRE

*Le glossaire comprend des abréviations et des définitions. Elles sont ci-après, classées par ordre alphabétique et son indiquées dans le texte au moyen du signe : ***

ACETYLCHOLINE (ACH) : un neurotransmetteur de la classe des amines qui est un excitant pour certaines synapses et inhibiteur pour d'autres.

ACETYLCHOLINESTERASE (AChE) : une enzyme qui inactive l'acétylcholine au niveau des sites synaptiques, partout dans le système nerveux.

AFRATAPEM : abréviation de : Association Française de Recherche & Applications des Techniques en Pédagogies et Médecine.

ALOGIE : aphasie résultant de l'absence d'idée.

ANAMNESE : renseignements que fournit le malade lui-même ou son entourage sur le début de sa maladie jusqu'au moment où il se trouve soumis à l'observation du médecin.

ANOXIE : diminution importante de la quantité d'oxygène dans les tissus.

APHASIE : incapacité, due à un dysfonctionnement cérébral, de communiquer par la parole, l'écriture ou les signes.

APRAGMATISME : absence d'activité efficace.

APRAXIE : difficulté à effectuer des séquences complexes de mouvements nécessitant une série de contractions musculaires ou une stratégie planifiée ; généralement causée par une lésion du cortex associatif frontal ou postérieur pariétal.

ATAXIE : mauvaise coordination des mouvements volontaires et des troubles de l'équilibre de la station debout et de la marche.

BITONALE : trouble de la phonation caractérisé par la formation simultanée de deux sons dans le larynx.

CATÉCHOLAMINES : substances chimiques de l'organisme appartenant aux neurotransmetteurs fabriqués par les neurones. Ces substances permettent le passage de l'influx nerveux entre les neurones. On distingue trois types de catécholamines : l'adrénaline, la dopamine, la noradrénaline.

COGNITION : ensemble des processus psychiques aboutissant à la connaissance.

CORTEX ASSOCIATIF : aires du cortex qui coordonnent et intègrent les activités se produisant dans des régions du cortex consacrées à des processus moteurs et sensoriels plus primitifs.

CORTEX ASSOCIATIF LIMBIQUE : zone de la surface interne du cortex associatif qui joue un rôle essentiel dans la régulation de l'émotion, de la mémoire et de la motivation.

CORTICOTROPINE (ACTH) : hormone adrénocorticotrope, libérée par la glande pituitaire en réponse au stress. Le flux sanguin la conduit à la glande surrénale ou elle stimule l'émission de corticostéroïdes qui régulent la réaction de stress à plus long terme.

CORTICOTROPIN-RELEASING FACTOR : dénomination anglo-saxonne d'une hormone hypothalamique qui active la libération de corticotropine par la glande pituitaire dans un contexte de stress.

DRAC : abréviation de : Direction Régionale des Affaires Culturelles.

DSM : abréviation du terme anglais : Diagnostic and Statistical Manual ou Manuel de Diagnostique et Statistique. C'est un outil de classification qui représente le résultat actuel des efforts poursuivis depuis une trentaine d'années aux États-Unis pour définir de plus en plus précisément les troubles mentaux. Le DSM voit le jour en 1952, suivi du DSM II en 1968 et surtout le DSM III en 1980 et le IV, en 1994.

DYSKINÉSIE : difficulté des mouvements quelle qu'en soit la cause.

ÉLECTROENCEPHALOGRAPHIE (EEG) : enregistrement et analyse de l'activité électrique globale du cerveau, enregistrée au moyen de grandes électrodes placées sur le scalp.

ÉPINEPHRINE : (terme connexe : Adrénaline) est une hormone produite par les glandes surrénales. Elles a un rôle majeur dans le fonctionnement du système nerveux sympathique, elle joue également le rôle de neurotransmetteur en permettant le passage de l'influx entre deux neurones.

GONADOTROPE : terme caractérisant ce qui agit sur les glandes sexuelles, un des exemples de mécanismes gonadotropes est celui des hormones gonadotrophine-chorioniques. Il s'agit d'hormones secrétées par l'hypophyse et qui agissent sur les glandes sexuelles en stimulant leur fonction.

GRANULOME : nom donné à des tumeurs de nature inflammatoire, formée de tissu conjonctif très vasculaire et infiltrées de cellules polymorphes : histiocytes, leucocytes, plasmocytes etc.

GYRUS : la crête d'un des replis du cortex.

HÉMIPLEGIE : paralysie complète ou incomplète frappant la moitié du corps entièrement ou partiellement.

HÉMORRAGIE : tout écoulement de sang hors des vaisseaux sanguins.

HYPERKINÉSIE : désigne un symptôme caractérisé par des mouvements involontaires de nature épileptique.

HYPOXIE : diminution modérée de la quantité d'oxygène dans les tissus à la suite d'une hypoxémie (diminution modérée de la quantité d'oxygène dans le sang).

ISCHÉMIE : diminution ou interruption de l'irrigation sanguine dans un organe, un tissu.

NEUROTRANSMETTEUR : (syn. médiateur chimique, neuromédiateur) substance libérée, sous l'influence de l'excitation, au niveau de la synapse, d'un neurone à l'autre dans le cerveau, des nerfs aux muscles et aux différents organes. Ces messagers chimiques des cellules nerveuses sont nombreux : leurs effets et leurs lieux de production sont différents.

NORÉPINÉPHRINE : neurotransmetteur libéré par le système nerveux central et sympathique pour agir sur divers organes et régions du cerveau, généralement pour accroître leur mobilisation et leur disponibilité. Elle est localisée particulièrement dans l'hypothalamus (contrairement à l'adrénaline que l'on retrouve dans la médullosurrénale).

PHRÉNOLOGIE : croyance que l'idée des bosses du crâne reflète l'élargissement de régions cérébrales responsables de certaines facultés comportementales.

PLAQUES SÉNILES : changement neuroanatomique associé à la démence sénile. Ce sont de petites régions du cerveau qui ont une organisation cellulaire et chimique anormale.

PLASTICITÉ : aptitude des cellules nerveuses en phase de croissance à choisir entre de nombreuses trajectoires et de nombreuses connexions différentes, et aussi celle des cellules nerveuses arrivées à maturité à modifier leurs connexions quand cela s'impose.

PROSODIE : est l'étude des phénomènes de l'accentuation et de l'intonation (variation de hauteur, de durée et d'intensité) permettant de véhiculer de l'information liée au sens telle que la mise en relief, mais aussi l'interrogation, l'injonction, l'exclamation...

SONDE DE GASTROSTOMIE : sonde d'alimentation qui traverse la paroi de l'abdomen et communique directement avec l'estomac par un orifice appelé stomie.

SPIP : abréviation de : Service Pénitentiaire d'Insertion et de Probation.

SYNDROME EXTRAPYRAMIDAL : le système extrapyramidal correspond à l'ensemble des noyaux gris d'où partent des fibres nerveuses motrices. Quand il existe une lésion du système extrapyramidal appelé syndrome extrapyramidal, la symptomatologie est proche de celle que l'on observe au cours de la maladie du parkinson, akinésie, rigidité, tremblements de repos, instabilité posturale.

SYSTÈME LIMBIQUE : groupe de structures interconnectées qui régulent les comportements affectifs. Inclut la surface médiane des lobes cingulaires, frontaux et temporaux, et l'hyppocampe, l'amygdale et l'hypothalamus.

SYSTÈME NERVEUX AUTONOME : partie du système nerveux moteur des vertébrés qui régule l'environnement interne du corps, contrôlant des fonctions involontaires comme la digestion ou la pression artérielle. Ses deux principaux constituants, les systèmes sympathiques et parasympathiques, régulent ces fonctions pendant l'activité et le repos.

SYSTÈME NERVEUX PARASYMPATHIQUE : partie du système nerveux autonome qui régule la circulation sanguine, la respiration, le métabolisme et les fonctions digestives pendant la conservation et le stockage de l'énergie.

SYSTÈME NERVEUX SYMPATHIQUE : partie du système nerveux autonome des vertébrés qui augmente la consommation d'énergie et mobilise le corps pour l'action, notamment en augmentant la fréquence cardiaque, en réduisant l'activité digestive, en accélérant la respiration, et en sécrétant de l'adrénaline.

THYMIE : comportement extérieur de l'individu envisagé plus spécialement par rapport à son activité ou à son humeur gaie ou triste.

UCSA : abréviation de : Unité de Consultations et Soins Ambulatoires.

VICARIANT : se dit d'un organe ou d'une fonction qui pallie la déficience d'un autre organe ou d'une autre fonction.

ANNEXES

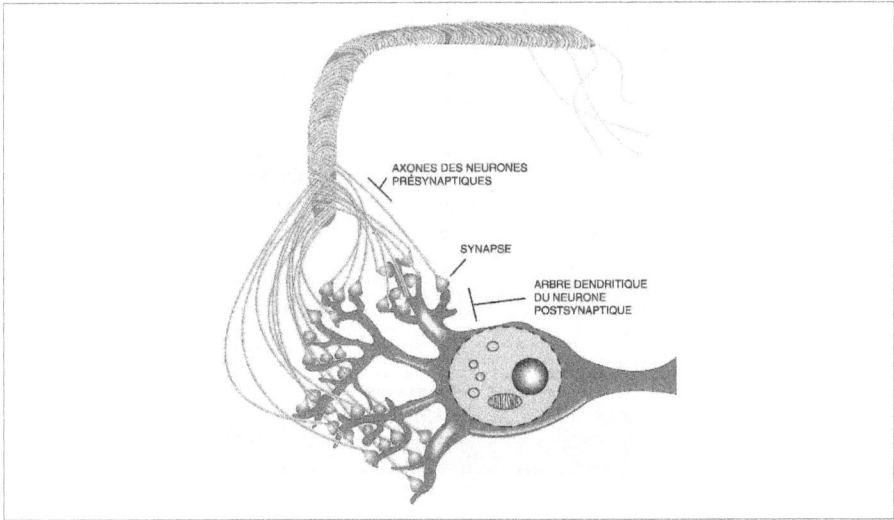

Figure 1 : Le système nerveux en tant qu'entité anatomique

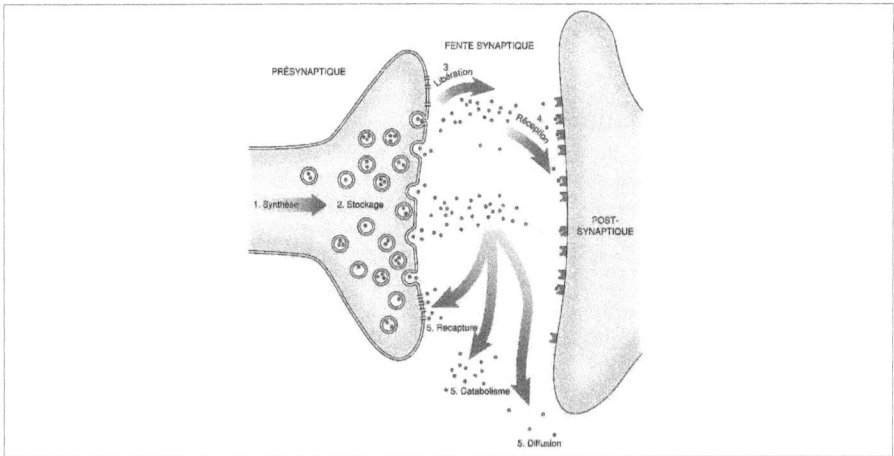

Figure 2 : Exemple d'une neurotransmission chimique

Annexe 2

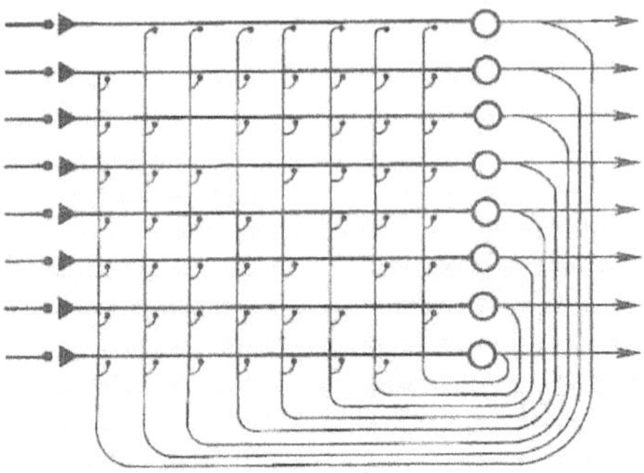

Figure 3 : Exemple d'un réseau auto-associatif, les Processus Parallèles Distribués (PPD)

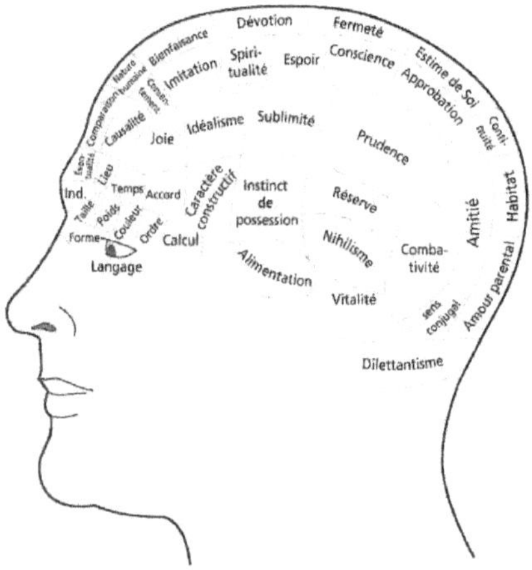

Figure 4 : La phrénologie

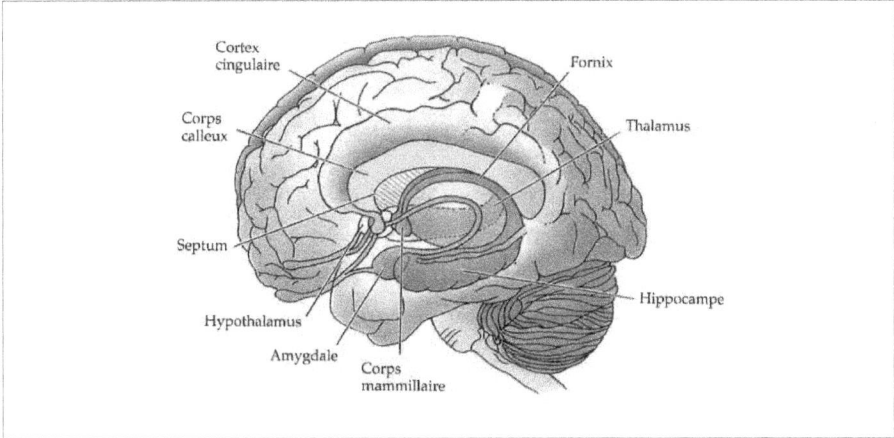

Figure 5 : Le circuit de Papez des émotions

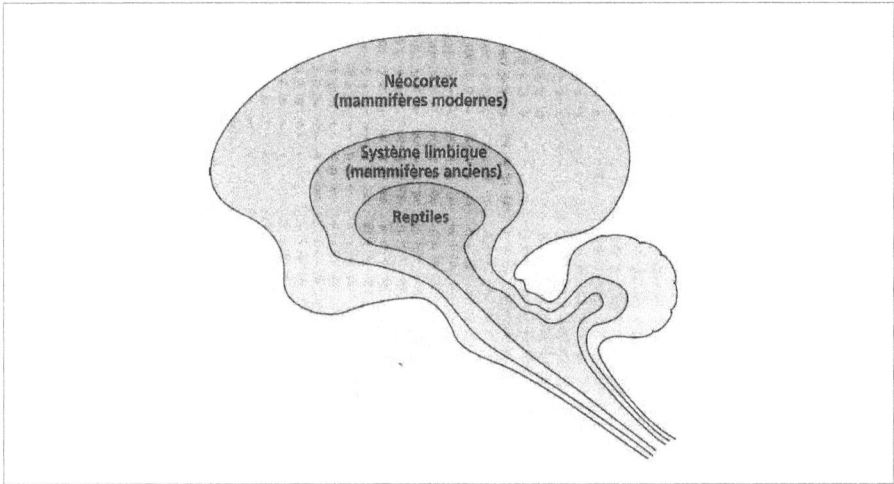

Figure 6 : Le triple cerveau par MacLean

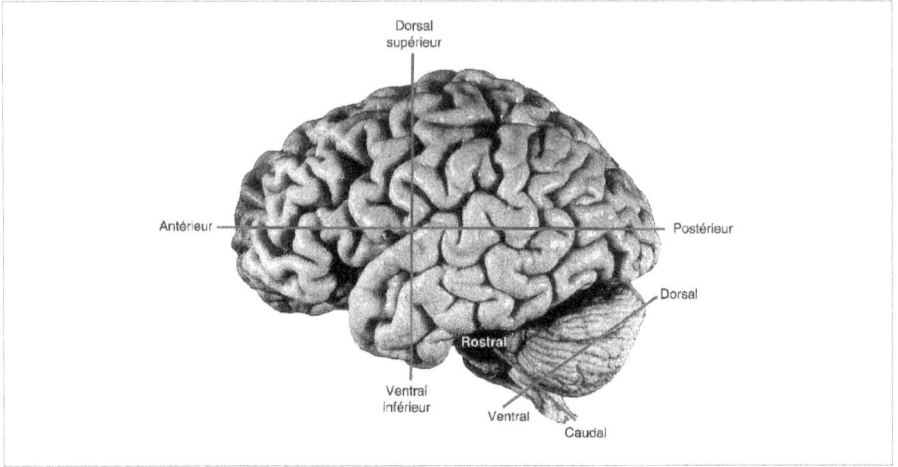

Figure 7: Vue latérale du cerveau montrant les termes directionnels

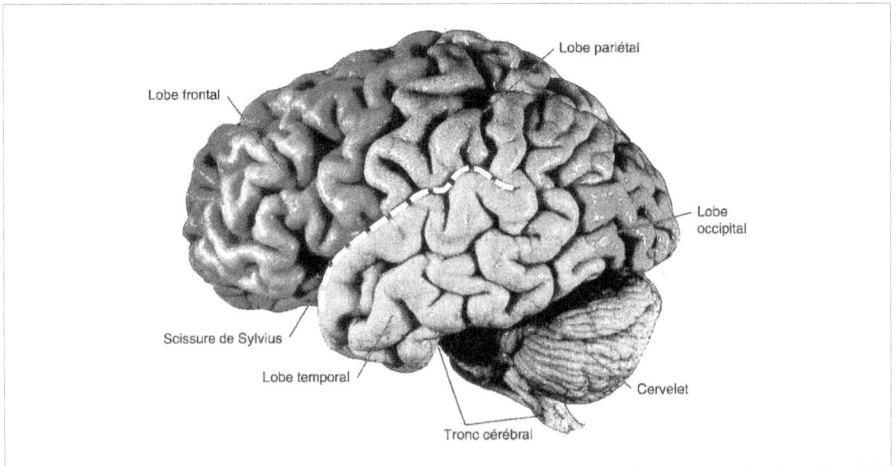

Figure 8: Vue latérale du cerveau montrant des lobes

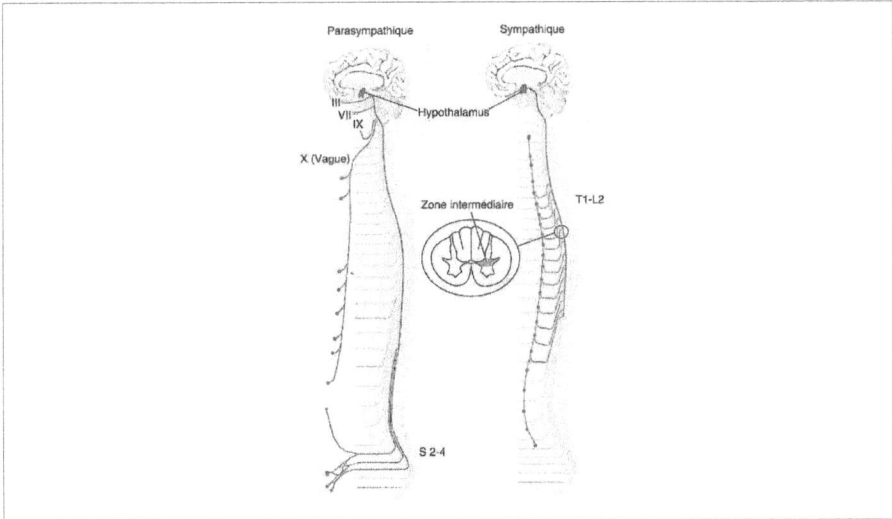

Figure 9: L'hypothalamus et les voies parasympathiques et sympathiques

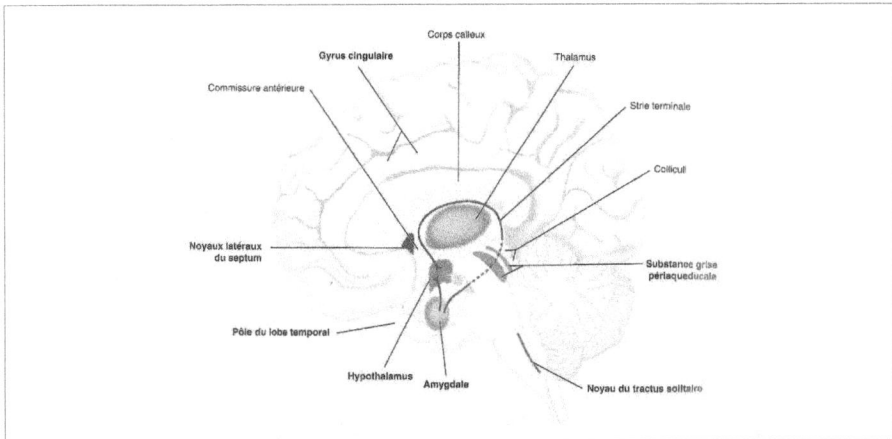

Figure 10: Le système limbique

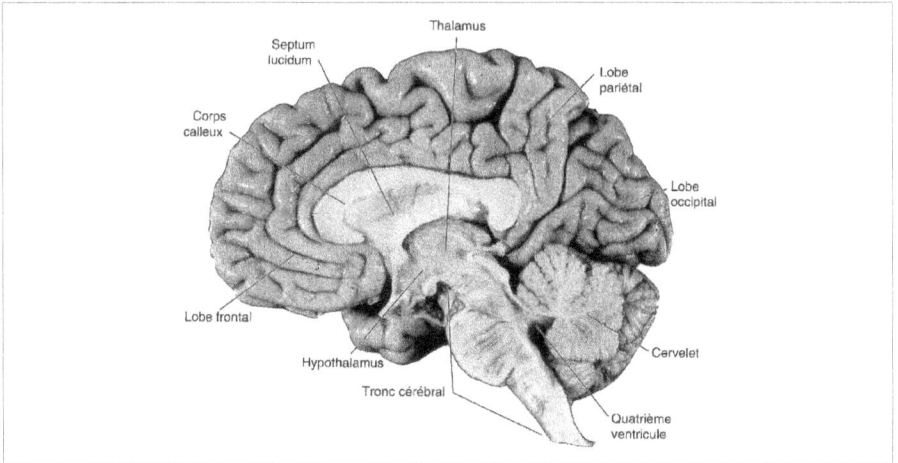

Figure 11 : Vue médiane d'un cerveau hémisectionne

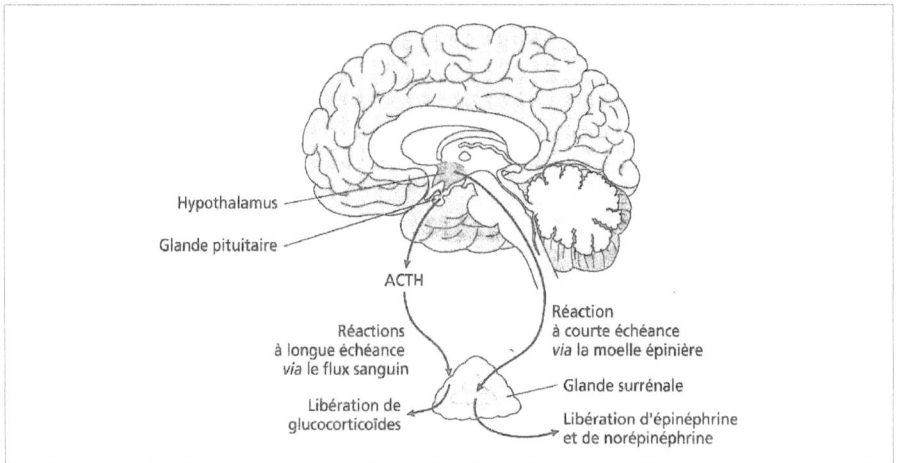

Figure 12 : mécanismes de la réaction de stress

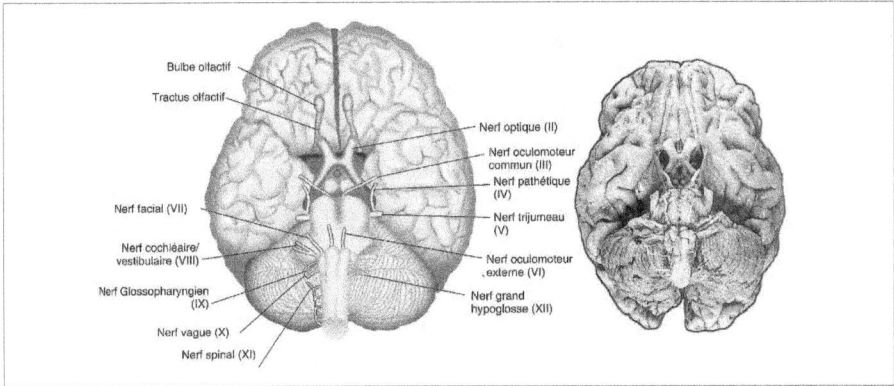

Figure 13 : Vue ventrale du cerveau montrant les nerfs crâniens

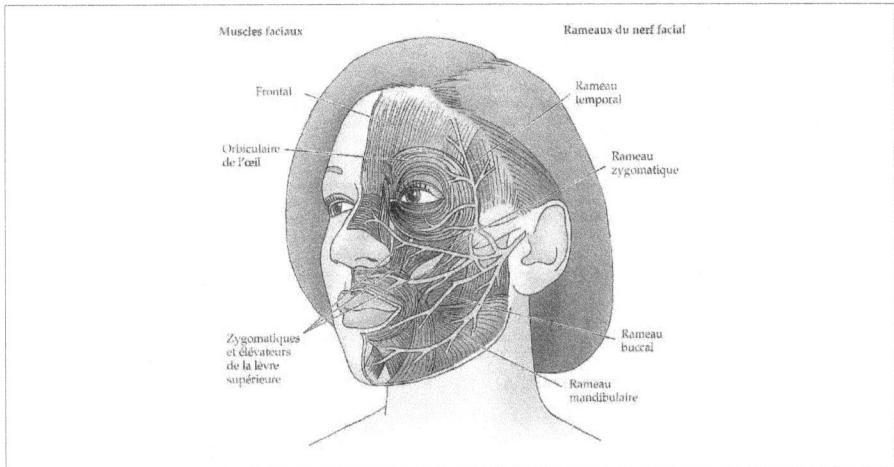

Figure 14: Les muscles faciaux et leur contrôle nerveux

Annexe 8

GRILLE D'OBSERVATION

Nom   Prénom :   ☐ matin   ☐ ap midi
Date .   Durée de la séance . . .   .

Dynamique de la séance :
  ❋ Exercices pratiqués durant la séance : - ....
  - ....
  - ....
  - ....

  ❋ Techniques employées :   ☐ peinture   ☐ pastels   ☐ autres : ....
  ❋ Phénomènes associés : ....
  ❋ Méthode :   ☐ situation   ☐ jeu   ☐ exercice
               ☐ didactique   ☐ révélateur   ☐ thérapeutique   ☐ occupationnel
               ☐ directif   ☐ dirigé   ☐ semi-dirigé   ☐ ouvert   ☐ libre
  ❋ Aspect abordé :   ☐ expression   ☐ communication   ☐ relation

Comportement du patient durant la séance :
  ❋ Engagement, intérêt durant la séance :   ☐ oui   ☑ non
               ☐ fait volontiers   ☐ subit   ☐ équilibré
  ❋ Réaction à l'exercice :   ☐ actif   ☐ passif   ☐ réceptif   ☐ opposé-agressif   ... autre .
  ❋ Fonction relationnelle (si possible) : ....
  ❋ Parole :   ☐ peu   ☐ beaucoup   Notes : ....
               ☐ par rapport à sa vie et aux autres personnes dans l'institution   ....
               ☐ pour l'activité   ....
               ☐ par rapport à sa famille   - passé   - présent   ....
               ☐ par rapport à soi-même :   - passé   - présent   ....

  ❋ Plaintes par rapport à ses maux :   ☐ oui   ☐ non   nature : ....
  ❋ Confiance en soi, prise d'initiatives diverses :   ☐ oui   ☐ non   nature : ....
  ❋ Ouverture aux autres présents :   ☐ oui   ☐ non   nature : ....

La production :
  ❋   ☐ art I   ☐ art II
  ❋   ☐ invention   ☐ reproduction
  ❋ Couleurs choisies : ....
  ❋ Présence d'un titre :   ☐ oui   ☐ non
  ❋ Signature de la production :   ☐ oui   ☐ non
  ❋ Satisfaction par rapport à sa production :   ☐ oui   ☐ non
  ❋ Rapport Fond-Forme :   ☐ équilibré   ☐ autre : ....
  ❋ Rapport Physique-Mental :   ☐ équilibré   ☐ autre : ....

Bilan :
  ❋ Limites atteintes et modifications à apporter : ....
  ....

Items particuliers révélés à l'occasion de la séance : ....

Notes : ....
....
....
....

Annexe 9

Grille d'observation

Prénom :_____   matin
      après-midi
Date :___/___/___   duré e de
la séance :

Dynamique de la séance :

Exercices pratiqués durant la séance :
_____

Techniques employées :

Crayons feutres	peinture	Autres :

Phénomènes associés :_____

Méthode :

Situation	Jeu	Exercice		
Didactique	Révélateur	Thérapeutique	Occupationnel	
Directif	Dirigé	Semi-dirigé	Ouvert	Libre

Aspect abordé :

Expression	Communication	Relation

Comportement de l'enfant durant la séance :

Attitude de l'enfant pour venir avec l'intervenant :

Vient volontiers	Refuse de venir	Indifférent
Vient seul	Accompagnés par moi	Autres :

Intérêt durant la séance :

Participation	refusée	réticente	hésitante	acceptée	enthousiaste
Thymie	geste d'humeur	mauvaise humeur	humeur égale	bonne humeur	
Début du travail	après aide	après stimulation	hésitante	lente	rapide
Réactions	agressivité	agitation	nonchalance	calme	dynamisme
Plaisir	déplaisir	indifférence	peu	plaisir	plaisir rayonnant
Volonté	non perçue	faible	mitigée	certaine	forte
Initiative	aucune	une	rares	quelques	nombreuses
Concentration	Non perçue	perturbée	faible	moyenne	grande

Utilisation du matériel :

Choix du tissus :	Sans	Réticent	Hésitant	Autonome

Prend le même tissu	Change à chaque fois	Prend le mien

Attitude face à l'activité:

Faire/Subir	passivité	attente aide	demande aide	respect consigne	initiatives
Dynamique	présence vide	mobile	rayonnant	acteur passif	récepteur actif

Expression/Communication :

Nature :	angoisse	plainte	demande	souvenir	présent
Quantité :	sans	rare	moyenne	importante	incessante
Qualité :	incohérente	troublée	compréhensible	claire	élaboré
Fonction :	aide	écoute	reconnaissance	réhabilitation	demande

Regards :

Me regarde :	Spontanée	0	X	XX
	Sollicité	0	X	XX

Présence des lunettes :	oui	non

Implication relationnelle :

Contact :	oui	non

Nature :	chaleureux	polie	agressif	réticent	indifférent

Aide :	oui	non

Nature :	refusée	réticent	acceptée	demandée	réclamée

Annexe 10

CONVENTION

ENTRE

LE MINISTERE DE LA CULTURE
ET DE LA COMMUNICATION

ET

LE SECRETARIAT D'ETAT A LA SANE
ET L'ACTION SOCIALE

Préambule

La nécessité de faire de l'hôpital un lieu plus humain, ouvert à la cité, est aujourd'hui reconnue comme une priorité par l'ensemble du secteur médical et hospitalier. Elle se traduit par des politiques nouvelles visant à améliorer l'accompagnement des personnes hospitalisées et de leur famille, et à assurer aux personnels soignants un cadre professionnel plus agréable.

La culture peut jouer un rôle essentiel dans cette évolution. En dehors de tout objectif thérapeutique, elle participe à l'amélioration de l'environnement des personnes et contribue à favoriser la relation de l'hôpital avec l'extérieur.

La mise en place de projets culturels dans les hôpitaux, l'intervention d'artistes auprès des malades, la mise à disposition d'œuvres d'art ou de livres constituent autant d'éléments de nature à faire de l'hôpital un lieu où la culture est présente.

De la même façon le milieu culturel s'intéresse à l'hôpital car celui-ci réunit des publics potentiels de tous âges et de toutes origines sociales.

Un séjour prolongé à l'hôpital peut être l'occasion d'un contact privilégié avec la culture, d'une découverte de la création artistique, du patrimoine ou de la littérature, et, après l'hospitalisation, donne l'envie de fréquenter davantage les équipements culturels.

C'est pour favoriser le développement des activités culturelles dans les hôpitaux que les deux ministères concernés ont souhaité définir, dans la présente convention, les axes principaux de leur politique commune, afin d'aider les hôpitaux à se doter d'une véritable politique culturelle.

Définitions

Le terme " hôpital " fait référence à tout établissement de santé.
Le terme " équipement culturel " fait référence à des lieux culturels sous tutelle de l'Etat ou et des collectivités, proposant des programmes d'action et de diffusion culturelles : théâtres, bibliothèques, musées, centres et écoles d'art ou de musique, centres culturels, monuments historiques, etc...

Article 1

Jumelages entre hôpitaux et équipements culturels

Afin de permettre à un équipement culturel proche d'un hôpital de proposer à celui-ci certaines de ses ressources, des jumelages pourront être mis en place.

Ces jumelages obéissent à trois critères :

- ils se déroulent sur une durée minimale d'un an, éventuellement renouvelable.
- ils favorisent des échanges entre l'hôpital et l'équipement culturel
- ils permettent l'organisation d'un atelier de pratique artistique auprès des malades d'un service, en lien avec des artistes professionnels et sous l'égide de l'équipement culturel.

Les jumelages peuvent obtenir une aide financière du Ministère de la culture auprès des directions régionales des affaires culturelles (DRAC).

Ils peuvent également bénéficier de financements complémentaires du cercle des partenaires de la culture à l'hôpital mis en place conjointement par les deux ministères signataires du présent accord cadre.

Annexes n°1 : définition des jumelages
Annexes n°2 : modalités du Cercle des Partenaires

Article 2

Développement des bibliothèques dans les hôpitaux

La lecture constitue l'axe culturel le plus couramment présent dans les hôpitaux, et le plus pertinent dans la mesure où l'hospitalisation constitue pour beaucoup un moment privilégié d'accès à la lecture. La présence de bibliothèques dans la plupart des hôpitaux, de même que l'implication du secteur hospitalier dans l'opération "Le temps des livres" sont les signes de cet intérêt.

La présente convention comporte, en annexe, un texte spécifique concernant le développement et l'amélioration des bibliothèques dans les hôpitaux.

Annexe n°3 : développement des bibliothèques dans les hôpitaux.

Article 3

Responsables culturels dans les hôpitaux

La coordination d'activités culturelles dans les hôpitaux nécessite souvent un personnel à la fois compétent et disponible, qui fait défaut dans la plupart des hôpitaux.

172

Pourtant, toute politique culturelle volontariste nécessite d'être mise en place par un professionnel. Afin de répondre à cette question le présent accord entend favoriser la présence de responsables culturels dans les hôpitaux, le cas échéant auprès des chargés de la communication, en lien avec le milieu culturel professionnel local.

Pour ce faire, les financements proviendront d'une part des crédits de l'État (en particulier par le dispositif emplois-jeunes qui assure 80% du coût salarial de chaque poste sur la base du salaire minimum), d'autre part par des recette complémentaires provenant de l'hôpital lui-même et des collectivités locales.

Des formations adaptées seront mises en place à l'initiative du Ministère de la culture et de la communication pour ces responsables culturels.

L'objectif de cent responsables culturels sur cinq ans est fixé par la présente convention.

Article 4

Conventions régionales

Afin de conforter les politiques culturelles des établissements hospitaliers au niveau régional, des conventions pourront être signées entre la DRAC et le ou les hôpitaux d'une ville ou, mieux, entre la DRAC et l'Agence Régionale de l'Hospitalisation. Ces conventions viseront à appliquer localement les différents articles de la présente convention.

Article 5

Evaluation

Le Ministère de la culture et de la communication proposera annuellement au Secrétariat d'État à la santé et à l'action sociale, en fin d'année, un bilan des différentes actions auxquelles fait référence la présente convention.

Fait à Paris, le

Pour le Ministère de la culture et de la communication.

Pour le Secrétariat d'État à la santé et à l'action sociale.

La Ministre

Le Secrétaire d'État

Catherine Trautmann

Bernard Kouchner

Annexe 11

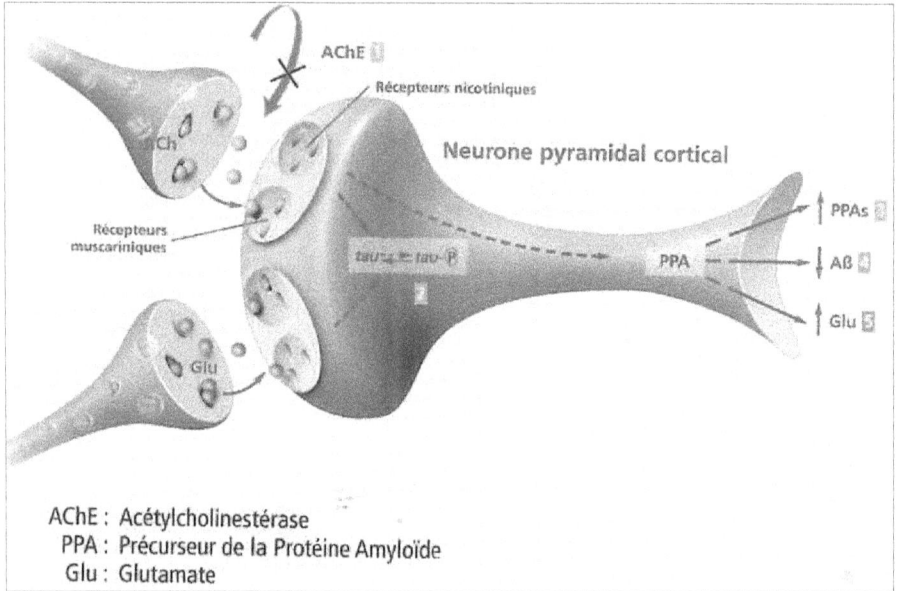

Figure 15 : Le mécanisme d'action des inhibiteurs de l'acétylcholinestérase

Annexe 12

FICHE D'OUVERTURE

Date :   Prénom :   Âge :   P   C
Nom :   Écrou :   Cellule :
Date d'incarcération :

Catégorie d'infraction :

Éléments d'anamnèse :   Éléments de catamnèse :

Capacités physiques :   Capacités intellectuelles :   Culture artistique :

Assuétude(s) :   Traitement(s) :   Autre(s) prise(s) en charge :

Indication :   Source :

Intention Sanitaire :   Intention artistique :

Objectif général :

Objectif(s) intermédiaires :

Technique dominante :   Art I   Art II

Méthode d'évaluation :

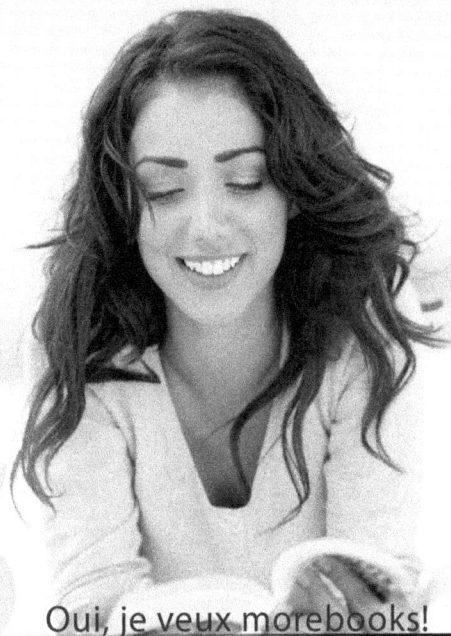

www.ingramcontent.com/pod-product-compliance
Lightning Source LLC
Chambersburg PA
CBHW021051210326
41598CB00016B/1179